Hefte zur Zeitschrift „Der Unfallchirurg"

Herausgegeben von:
L. Schweiberer und H. Tscherne

251

Springer
*Berlin
Heidelberg
New York
Barcelona
Budapest
Hongkong
London
Mailand
Paris
Santa Clara
Singapur
Tokio*

E. H. Kuner   W. Schlickewei

Verletzungsschutz durch Airbag

Mit 75 Abbildungen

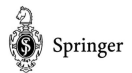

Springer

Reihenherausgeber

Professor Dr. Leonhard Schweiberer
Direktor der Chirurgischen Universitätsklinik München-Innenstadt
Nußbaumstraße 20, D-80336 München

Professor Dr. Harald Tscherne
Medizinische Hochschule, Unfallchirurgische Klinik
Konstanty-Gutschow-Straße 2, D-30625 Hannover

Bandherausgeber

Prof. Dr. med. Eugen H. Kuner
Abteilung Unfallchirurgie
Chirurgische Universitäts-Klinik
Hugstetterstraße 55, D-79106 Freiburg

Priv.-Doz. Dr. med. Wolfgang Schlickewei
Abteilung Unfallchirurgie
Chirurgische Universitäts-Klinik
Hugstetterstraße 55, D-79106 Freiburg

Die Deutsche Bibliothek – CIP-Einheitsaufnahme
[Der Unfallchirurg / Hefte]
Hefte zur Zeitschrift "Der Unfallchirurg". - Berlin ; Heidelberg ; New York ; Barcelona ; Budapest ; Hongkong ; London ; Mailand ; Paris ; Santa Clara ; Singapur ; Tokio : Springer.
Früher Schriftenreihe
Bis 226 (1992) u.d.T.: Hefte zur Unfallheilkunde
Reihe Hefte zu: Der Unfallchirurg
NE: HST
251. Kuner, Eugen H.: Verletzungsschutz durch Airbag. - 1996
Kuner, Eugen H.: Verletzungsschutz durch Airbag / E. H. Kuner; W. Schlickewei. - Berlin ; Heidelberg ; New York ; Barcelona ; Budapest ; Hong Kong ; London ; Mailand ; Paris ; Santa Clara ; Singapur ; Tokyo:
Springer, 1996
(Hefte zur Zeitschrift "Der Unfallchirurg" ; 251)
ISBN 3-540-60082-5
NE: Schlickewei, Wolfgang

ISBN 3-540-60082-5 Springer-Verlag Berlin Heidelberg NewYork

Dieses Werk ist urheberrechtlich geschützt. Die dadurch begründeten Rechte, insbesondere die der Übersetzung, des Nachdrucks, des Vortrags, der Entnahme von Abbildungen und Tabellen, der Funksendung, der Mikroverfilmung oder der Vervielfältigung auf anderen Wegen und der Speicherung in Datenverarbeitungsanlagen, bleiben, auch bei nur auszugsweiser Verwertung, vorbehalten. Eine Vervielfältigung dieses Werkes oder von Teilen dieses Werkes ist auch im Einzelfall nur in den Grenzen der gesetzlichen Bestimmungen des Urheberrechtsgesetzes der Bundesrepublik Deutschland vom 9. September 1965 in der jeweils geltenden Fassung zulässig. Sie ist grundsätzlich vergütungspflichtig. Zuwiderhandlungen unterliegen den Strafbestimmungen des Urheberrechtsgesetzes.

© Springer-Verlag Berlin Heidelberg 1996
Printed in Germany

Die Wiedergabe von Gebrauchsnamen, Handelsnamen, Warenbezeichnungen usw. in diesem Werk berechtigt auch ohne besondere Kennzeichnung nicht zu der Annahme, daß solche Namen im Sinne der Warenzeichen- und Markenschutz-Gesetzgebung als frei zu betrachten wären und daher von jedermann benutzt werden könnten.

Produkthaftung: Für Angaben über Dosierungsanweisungen und Applikationsformen kann vom Verlag keine Gewähr übernommen werden. Derartige Angaben müssen vom jeweiligen Anwender im Einzelfall anhand anderer Literaturstellen auf ihre Richtigkeit überprüft werden.

Satz: M. Masson-Scheurer, D-66424 Homburg/Saar
Herstellung: PRO EDIT GmbH, D-69126 Heidelberg
SPIN: 10497712   24 /3135-5 4 3 2 1 0 - Gedruckt auf säurefreiem Papier

Vorwort

Die Verbesserung des Rettungswesens durch Einführung eines flächendeckenden Notarztsystems, Fortschritte in der Notfallversorgung schwerverletzter und polytraumatisierter Verkehrsunfallverletzter, Verbesserungen in den verschiedenen Operationstechniken sowie nicht zuletzt die Möglichkeiten einer Rehabilitation des Unfallpatienten haben dazu geführt, daß die Behandlungsergebnisse von Verkehrsunfällen stetig besser werden und die verbleibende Invalidität für die betroffenen Patienten geringer ist. Dennoch sind präventive Maßnahmen zur Verhinderung von Straßenverkehrsunfällen und zur Reduzierung der Verletzungsschwere ein notwendiger Bestandteil der Unfallforschung in Hinblick auf die verfügbare Technik.

Deswegen haben wir uns in der Unfallabteilung der Chirurgischen Universitätsklinik Freiburg schon seit Jahren damit beschäftigt, durch wissenschaftliche Studien den Einfluß präventiver Maßnahmen auf die Verletzungsentstehung und Verletzungsschwere auszuwerten. So wurden mehrere Untersuchungen zum Verletzungsmuster bei durch Gurtrückhaltesysteme gesicherten Patienten und zum Einfluß des Helmschutzes bei Zweiradfahrern durchgeführt. Ein logischer Schritt war, eine Untersuchung über den Einfluß des Airbag durchzuführen, um Informationen darüber zu erhalten, welchen Einfluß der Airbag als präventive Sicherheitsmaßnahme beim Verkehrsunfall hat. Neben der Studie zur Erfassung von Patienten, die zum Unfallzeitpunkt mit Airbag gesichert waren, wurde in Zusammenarbeit mit der Dr. Kurt-Steim-Stiftung ein Symposium zur aktuellen Bestandsaufnahme moderner Rückhaltesysteme durchgeführt. Hierbei kamen Unfallforscher, Verkehrsmediziner und Ärzte aus verschiedenen theroretischen und klinischen Fächern zu Wort.

Dieses Buch gibt einen Überblick über den aktuellen Wissensstand zum Unfallgeschehen von mit Airbag ausgerüsteten Fahrzeugen und zeigt eindeutig, welche Fortschritte durch dieses zusätzliche passive Sicherheitssystem erreicht werden können. Die Untersuchungen belegen, daß die Diskussion um die Gurteinführung bei der Sicherung durch Airbag nicht erneut begonnen werden muß; die Auswertung zeigt, daß erneut ein weiterer Schritt zur Vorbeugung von schweren Verkehrsunfallverletzten erreichten werden konnte.

Weitere präventive Maßnahmen (u.a. Seitenaufprallschutz, Kindersitze u.v.a.) sind erforderlich und werden Gegenstand zukünftiger Untersuchungen sein.

Freiburg, im Mai 1995   E. H. Kuner/W. Schlickewei

Inhaltsverzeichnis

Einleitung
E. H. Kuner 1

Rechtsmedizinische Unfallauswertung und Beurteilung
von Sicherheitssystemen nach Verkehrsunfällen
D. Ropohl 4

Änderung von Verletzungsmustern durch moderne Sicherheitssysteme
aus der Sicht der Unfallforschung
D. Otte 16

Änderung von Verletzungsmustern durch moderne Sicherheitssysteme
aus der Sicht der Technik
R. Breitner 35

Änderung von Verletzungsmustern durch moderne Sicherheitssysteme
aus der Sicht der Rechtsmedizin
R. Mattern 48

Risikoakzeptanz in der modernen Gesellschaft
E. Kowalski 62

Verletzungen des Herzens und der herznahen Gefäße
infolge eines stumpfen Thoraxtraumas
M. Zehender, A. Geibel und H. Just 72

Wirksamkeit und klinische Bedeutung von Rückhaltesystemen
aus der Sicht des Gynäkologen
G. Teufel 83

Augenverletzungen bei Verkehrsunfällen:
Einfluß der Anwendung moderner Rückhaltesysteme
W. Schrader 90

Klinische Bedeutung von Rückhaltesystemen
aus der Sicht des Neurochirurgen
R. Scheremet 100

Wirksamkeit und technische Bedeutung von Rückhaltesystemen
aus der Sicht des Mund-, Kiefer- und Gesichtschirurgen
P. Stoll und R. Wächter 107

Wirksamkeit und klinische Bedeutung von Rückhaltesystemen
aus der Sicht des Unfallchirurgen –
der Airbag im realen Unfallgeschehen
E. H. Kuner, W. Schlickewei und D. Oltmanns 118

Mitarbeiterverzeichnis

Breitner, R., Dr. med., Unfallforschung Mercedes Benz, 71059 Sindelfingen
Geibel, A., Dr. med., Abt. Kardiologie, Med. Univ. Klinik, Hugstetterstr. 55, 79106 Freiburg
Just, H., Prof. Dr. med., Ärztl. Direktor, Abt. Kardiologie, Med. Univ. Klinik, Hugstetterstr. 55, 79106 Freiburg
Kowalski, E., Dr. rer. nat., Geschäftsleitung NAGRA, CH-5430 Wettingen/Schweiz
Kuner, E. H., Prof. Dr. med., Ärztlicher Direktor, Abteilung Unfallchirurgie Chirurgische Univ. Klinik, 79106 Freiburg
Mattern, R., Prof. Dr. med., Ärztlicher Direktor, Institut für Rechtsmedizin, Universität, Voß-Str. 2, 69115 Heidelberg
Oltmanns, D., cand. med., Abt. Unfallchirurgie, Chirurgische Univ. Klinik, Hugstetterstr. 55, 79106 Freiburg
Otte, D., Dipl.-Ing., Projektleiter Unfallforschung, MHH, Konstanty-Gutschow-Str., 30623 Hannover
Ropohl, D., Dr. med., Oberarzt, Abteilung Forensische Pathologie, Universität, Albertstr. 17, 79104 Freiburg
Scheremet, R., Dr. med., Ltd. Oberarzt Neurochirurg. Univ. Klinik, Hugstetterstr. 55, 79106 Freiburg
Schlickewei, W., Priv. Doz. Dr. med., Ltd. Oberarzt, Abt. Unfallchirurgie, Chirurgische Univ. Klinik, Hugstetterstr. 55, 79106 Freiburg
Schrader, W., Dr. med., Oberarzt Univ. Augenklinik, Hugstetterstr. 55, 79106 Freiburg
Stoll, P., Priv. Doz. Dr. med. Dr. med. dent, Ltd. Oberarzt, Abt. Mund-, Kiefer- und Gesichtschirurgie, Universitätsklinik, Hugstetterstr. 55, 79106 Freiburg
Teufel, G., Prof. Dr. med., Ltd. Oberarzt, Univ. Frauenklinik, Hugstetterstr. 55, 79106 Freiburg
Wächter, R., Dr. med., Abt. Mund-, Kiefer-, Gesichtschirurgie, Universitätsklinik, Hugstetterstr. 55, 79106 Freiburg
Zehender, M., Priv. Doz. Dr. med. Oberarzt, Abt. Kardiologie, Med. Univ. Klinik, Hugstetterstr. 55, 79106 Freiburg

Einleitung

E. H. Kuner

Im Juni 1983 fand das erste Symposion der Dr. Kurt-Steim-Stiftung hier in Freiburg statt und löste in der Öffentlichkeit lebhaftes Interesse aus. Es wurde damals eine ganze Reihe von Fragen und Problemen angesprochen und auch über neue Perspektiven nachgedacht, die entsprechend der Zielsetzung der Stiftung geeignet sein könnten, die Sicherheit der Pkw-Insassen zu vergrößern.

Damals war ein ganz wichtiges Thema, die Akzeptanz des Sicherheitsgurtes zu verbessern. 1983 betrug die Anlegequote des Sicherheitsgurtes in geschlossenen Ortschaften ganze 44%, auf Landstraßen 67% und auf den Bundesautobahnen 81% (Bundesamt für Straßenwesen). Die Diskussion über den Sinn des Gurtes und eine Anschnallpflicht war voll im Gange. Von verschiedener Seite wurden Argumente gegen das Anschnallen ins Spiel gebracht, die z.T. abenteuerlich und paradox waren. Der Präsident des Deutschen Verkehrsgerichtstages – Dr. Dr. Richard Spiegel – legte damals dar, daß der Streit um die Verfassungsmäßigkeit von Sanktionen im Falle des Nichtanlegens des Gurtes schon entschieden zu sein schien, weil auch die bußgeldbewehrte Schutzhelmtragepflicht bereits als verfassungsmäßig gelte und deshalb ohne weiteres auf das Anschnallen im Pkw übertragen werden könne. Für ihn war lediglich die Frage nach der Zweckmäßigkeit eines Bußgeldes noch nicht entschieden.

Heute wissen wir, daß mit dem 01. August 1984 – dem Tag der Anschnallpflicht unter Androhung eines Bußgeldes – diese Frage bei einer Anschnallquote von > 95% durch Fahrer und Beifahrer eindeutig beantwortet ist. Die damit erhoffte Zielvorgabe, nämlich die Reduzierung von Zahl und Schwere von Verletzungen bei Pkw-Unfällen wurde bis zu einem gewissen Grad erreicht, denn schon im Folgejahr 1985 wurde ein Rückgang der Verkehrstoten um 18% gegenüber dem Jahr 1980 erreicht und für das Jahr 1992 betrug der Rückgang bereits 44% (Statistisches Bundesamt, Verkehr 1992). Die Zahl der Verletzten, die in den Medien seltener Berücksichtigung findet, ging zwar im gleichen Zeitraum (1980–1985) ebenfalls zurück und zwar um 78.368. Der weitere Rückgang z.B. für 1991 betraf lediglich noch ganze 154 Personen und gegenüber 1992 ist bereits wieder eine Zunahme um 3.842 Verletzte festzustellen.

Wir selbst haben an unserer Klinik nach dem Stichtag 01. August 1984 einen deutlichen Rückgang der Hüftgelenkverletzungen festgestellt. Allgemein wird eine deutliche Verringerung von Kopf- und Gesichtsverletzungen sowie von Thorax- und Bauchverletzungen festgestellt.

Aber nicht nur die passive Sicherheit wurde verbessert, sondern auch auf unfallmedizinischem Gebiet wurden enorme Fortschritte erzielt. Dank einer hervorragend funktionierenden Rettungskette erreichen heute von 100 Verletzten immerhin 80 eine Klinik; 1959 lag diese Zahl noch bei 45.

Trotz der deswegen immer schwereren Verletzungen, mit denen Patienten eine Klinik erreichen, haben sich die Chancen auf Überleben dank der verbesserten chirurgischen, intensivmedizinischen und anästhesiologischen Therapiekonzepte ebenfalls wesentlich verbessert. Auch die Lebensqualität wurde durch den Einsatz neuer unfallchirurgischer Techniken der Wiederherstellungschirurgie für viele Unfallopfer optimiert.

Nach Öffung der innerdeutschen Grenzen kam es in der ehemaligen DDR vorübergehend zu einem Anstieg der Verkehrsunfälle von mehr als 100%. Die Zahl der Verletzten nahm um 70% zu (Schenk, 1992). Verantwortlich gemacht wurden mangelhafte straßenbauliche und verkehrslenkende Maßnahmen zusammen mit einem weitgehend fehlenden Sicherheitsstandard der Fahrzeuge sowie der ungewohnte Umgang mit Geschwindigkeit.

Es ist eine ganze Liste von Einzelmaßnahmen, die sich positiv auf die Verkehrssicherheit ausgewirkt haben. Unter den fahrzeugtechnischen Konstruktionsmerkmalen spielen die stabile Fahrgastzelle und die um sie herum angeordneten energieabsorbierenden Strukturen als Knautschzonen bei Kollisionen sowie die Optimierung des Dreipunktsicherheitsgurtes mit Gurtstrammer eine große Rolle.

Bereits beim Symposion 1983 wurde von Dipl. Ing. H. Wolff der Airbag wie folgt vorgestellt:

„Diese Kombination des Dreipunktautomatikgurtes mit Lenkradairbag und Gurtstrammer stellt eine Optimierung des Gurtsystems dar, die die besten Schutzwirkungen erwarten läßt. Leider ist der erforderliche Aufwand und damit der Preis entsprechend hoch, was einer allgemeinen Verbreitung dieser Konzeption derzeit noch entgegen steht. Der Verkaufsanteil liegt bei ca. 1%."

Heute gehört der Airbag in vielen Modellen zur Serienausstattung, was man nur begrüßen kann. Wurde bisher nur für die Fahrerseite ein Airbag mitbestellt, macht man sich echt Gedanken um den Beifahrer, der ohne diesen Schutz mitfährt!

Die Geschichte der Entwicklung dieser wirkungsvollen Schutzeinrichtung, die 1952 in den USA erfunden wurde, ist hochinteressant, insbesondere wenn man z.B. die Anstrengungen von Mercedes-Benz von der Anmeldung der Patentschrift am 23.10.1971 bis zur Veröffentlichung am 2.9.1982 betrachtet.

Aufbauend auf unseren eigenen klinischen Studien, z.B. über Fahrradunfälle, Verletzungsmuster bei Zweiradfahrern mit und ohne Helmschutz oder über die Unfälle im Kindesalter – im Rahmen der Unfallforschung, haben wir uns auch mit dem Airbag befaßt.

Beeinflußt wurden wir durch ein Unfallereignis eines Patienten, das sich im Mai 1991 zugetragen hatte. Unser Patient fuhr auf der Autobahn zwischen Freiburg-Mitte und Freiburg-Nord mit einer Geschwindigkeit von ca. 180 km/h, als er mit seinem Fahrzeug einem plötzlichen Überholmanöver eines Lastwagens ausweichen und sein Fahrzeug übersteuern mußte. Er überschlug sich mehrfach, kollidierte mit der Leitplanke, die unter dem Dach in das Fahrzeuginnere eindrang und schließlich auf freiem Gelände zum Stehen kam. Die Schilderung des Unfallhergangs durch den nur wenig verletzten Patienten hat uns stark beeindruckt, so daß wir die Erfahrungen auch anderer Unfallchirurgen in Deutschland zusammentragen wollten. Im einzelnen wird nachher mein Mitarbeiter PD Dr. Schlickewei darüber berichten.

Unser Symposion beschäftigt sich in seinem ersten Teil mit passiven Sicherheitssystemen in 4 Vorträgen und zwar:

- Auswertung und Beurteilung von Sicherheitssystemen nach Verkehrsunfällen und Änderung von Verletzungsmustern durch Rückhaltesysteme,
- Ergebnisse der Unfallforschung,
- der Technik von Sicherheitssystemen,
- Fragen der Rechtsmedizin.

Nach der Pause wird der zweite Teil eingeleitet durch einen hochinteressanten und im Zusammenhang mit dem heutigen Thema stehenden Vortrag von Herrn Dr. Kowalski, der sich seit vielen Jahren mit der Risikoakzeptanz in der modernen Gesellschaft befaßt.

Schließlich erfahren wir die neuesten Erkenntnisse über Wirksamkeit und Bedeutung der Rückhaltesysteme aus den verschiedensten klinischen Fachgebieten. Vielleicht gibt es auch eine Antwort auf die eine oder andere Frage oder es eröffnen sich neue Perspektiven für bestimmte Fragestellungen. Eines können wir nur hoffen, daß durch ein solches Symposion viele Menschen angeregt werden, auch über die aktive Sicherheit im Straßenverkehr nachzudenken. Sie ist wohl Sache eines jeden Einzelnen. Wir können uns nicht mit den immer noch sehr hohen Zahlen von Toten und Verletzten im Straßenverkehr abfinden. Selbst wenn sich Prozentzahlen etwas günstiger darstellen, heißt Prozent halt immer noch vom Hundert. Es sind die absoluten Zahlen über die wir sprechen müssen und das Schicksal des einzelnen verletzten Verkehrsteilnehmers.

Rechtsmedizinische Unfallauswertung und Beurteilung von Sicherheitssystemen nach Verkehrsunfällen[*]

D. Ropohl

1993 entfielen in Deutschland 1,2% der Sterbefälle auf Verkehrsunfallopfer (9.949 von 897.000). Bei mehr als der Hälfte der Verkehrstoten handelt es sich um Insassen von Pkw, darunter 140 Kinder als Mitfahrer.

Im Alter von 5–45 Jahren ist der Unfalltod die häufigste Todesursache [13]. In den vergangenen 24 Jahren ist jedoch in den westlichen Bundesländern Deutschlands der Anteil der Getöteten im Straßenverkehr um 2/3 zurückgegangen (Tabelle 1) [29].

Diese positive Entwicklung ist u.a. Folge von konsequent umgesetzten Erkenntnissen aus Unfallforschung und Verkehrsmedizin und von Maßnahmen auf den Gebieten:

– Verkehrsgesetzgebung
– Straßenbau und Streckensicherung
– Rettungswesen
– Intensivmedizin
– Unfallchirurgie

Nicht zuletzt sind Bemühungen der Fahrzeughersteller um aktiven und passiven Insassenschutz zu nennen: Seit 1974 sind alle Neuwagen bis zu 2,8 t auf den Außensitzen mit Dreipunktgurten ausgerüstet (heute mit Aufrollautomatik, Kraftbegrenzer, Höhenverstellung und z.T. mit Gurtstraffer) und auf Mittelsitzen zumindest mit Beckengurten. Zunehmend werden zusätzlich Luftsäcke (Airbags) für Fahrer und Beifahrer angeboten und vereinzelt Gurte mit abweichender Geometrie sowie Airbags für die Seitenkollision.

Tabelle 1. Bei Straßenverkehrsunfällen getötete Personen [29]

Jahr	Verkehrstote (frühere Bundesländer)
1970	19.193
1980	13.041
1985	8.400
1990	7.906
1993	6.926 (Deutschland gesamt 9.949)

---

[*] Herrn Professor Dr. B. Forster zum 75. Geburtstag.

Die Schutzwirkung des Dreipunktautomatikgurtes (Gurt) ist unbestritten: Der Gurt ist das kostengünstigste Rückhaltesystem und bietet effektiven Schutz vor tödlichen (Reduktionsfaktor 40–50%), schweren und leichten Verletzungen [3, 22, 30, 31, 32, 34].

Eine Untersuchung an obduzierten Fahrzeuginsassen bei technisch vollständig aufgeklärten Unfallhergängen hat ergeben, daß die tödlichen Pkw-Unfälle sich vornehmlich nachts und außerorts ereigneten und daß die Opfer im Vergleich zum tödlichen Fußgängerunfall meist jung waren und noch an der Unfallstelle starben [25]; die Fahrer wiesen in 30% Blutalkoholkonzentrationen von 1–2,5‰ auf, und die getöteten Fahrzeuginsassen waren zu 60% nicht angegurtet. Im Vergleich dazu liegt die Gurtakzeptanz tagsüber bei 98%.

Da Sicherheits- und Rückhaltesysteme Verletzungsmuster verändern können und die Gurttragequote bei tödlichen Pkw-Unfällen verhältnismäßig niedrig ist, wird auch auf die Kinetik und Verletzung ungeschützter Pkw-Mitfahrer eingegangen.

Die Verletzungsschwere von Fahrzeugbenutzern ist abhängig von

– der Größe und Richtung einwirkender Kräfte,
– der Sitzposition,
– der Vulnerabilität der mechanisch belasteten Körperregionen,
– dem Alter der Betroffenen.

Auf die in besonderem Maße altersabhängigen biomechanischen Toleranzwerte ist am Beispiel der extrem differierenden Bruchlastgrenzen von Rippen bzw. der Gesamtverletzungsschwere durch die Arbeitsgruppe um Mattern, Kallieris u. Schmidt wiederholt hingewiesen worden [11, 15, 26–28], obwohl der Versuch, das Lebensalter als signifikanten Prädiktor für die Verletzungsschwere bei Realunfällen nachzuweisen, nicht immer gelungen ist [18].

Die beim Pkw-Unfall auf die Insassen einwirkenden Kräfte sind aus dem Schadensbild am Pkw [Energy Equivalent Speed (EES)] oder aus dem anstoßbedingten Geschwindigkeitsverlust des Unfallfahrzeugs (Delta-v) abschätzbar. Experimentell sind die Insassenverlagerungen, Beschleunigungen und Bewegungsabläufe ihrer Körperteile an Dummies und postmortalen Testobjekten (PMTO) beim Aufschlag auf Innenstrukturen oder bei der Dezeleration im Gurt meßbar. Auf eine Validierung der dabei gewonnenen Daten durch Beobachtungen aus der Realunfallforschung kann jedoch nicht verzichtet werden [10].

Gurte schützen nicht bei jeder Kollisionsart und nicht bei jeder Geschwindigkeit (genauer: Verzögerung). Nach einer Studie von Zeidler [33] steigt bei der Frontalkollision die Gurteffizienz – bezogen auf das tödliche Risiko – von 0 bei geringen Anstoßgeschwindigkeiten (Insassen bleiben mit und ohne Gurt unverletzt) auf das Optimum von 1 beim Barrierenaufschlag mit 21–40 km/h an. Bei Anstößen mit 41–60 km/h reduziert sich der Wert auf 0,6 und fällt oberhalb von 60 km/h wieder gegen 0.

Nach Crashversuchen des TÜV München mit Serienfahrzeugen und biokinetischer Datenauswertung am Institut für Rechtsmedizin in Heidelberg bietet der Gurt auch beim Barrierenaufprall mit Geschwindigkeiten von 55 km/h und 50%igem Offset guten Schutz für die Pkw-Insassen. Bei Frontalkollisionen mit Gegenverkehr oder festen Hindernissen oberhalb von 70 km/h ist auch im Gurt die Überlebenschance gering, weil die biomechanischen Toleranzgrenzen des menschlichen Organismus überschritten werden [19].

Die *Richtung* der einwirkenden Kräfte bestimmt sich vornehmlich aus der Kollisionsart; unterschieden werden in der Rangfolge abnehmender Häufigkeit [21, 24]:

- Frontalkollision,
- Seitenkollision indirekt,
- Seitenkollision direkt,
- Heckanprall,
- Fahrzeugüberschlag,
- Unterfahrung.

Eine Schutzwirkung ist wegen der Gurtgeometrie und der Gurtbandverankerungen vornehmlich möglich bei der Frontalkollision (bezogen auf ein Ziffernblatt aus Richtung 11.00–1.00 Uhr), bei der indirekten Seitenkollision für die stoßferne Sitzposition und beim Fahrzeugüberschlag gegen ein Herausschleudern aus dem Pkw.

Durch Gurtschutz auf den Rücksitzen wird die zusätzliche Belastung der Frontpassagiere durch die unfallbedingt nach vorne bewegten Fondinsassen verhindert (Partnerschutz).

Frontalkollision

Ungefähr 80% aller Pkw-Unfälle mit tödlichem Ausgang sind Frontalkollisionen. In der Regel handelt es sich um Anstöße gegen ein festes Hindernis nach Abkommen von der Fahrbahn oder um Zusammenstöße im Begegnungsverkehr mit inkompletter fahrerseitiger Überdeckung der Fahrzeugfronten.

Nicht angegurtete Frontpassagiere behalten entsprechend ihrer Massenträgheit ihre Bewegungsrichtung und Vor-Crash-Geschwindigkeit zunächst bei und prallen auf Lenkrad bzw. Armaturentafel zu einer Zeit, zu der diese Strukturen durch programmierte Fahrzeugdezeleration (Knautschzone) bereits auf Stillstand verzögert sind. Die Frontscheibe kann bei ungeschützten Fahrern und Beifahrern, bei allzu losem Gurt und bei weit vorne eingestelltem Sitz mit den Köpfen durchstoßen werden; es resultieren oberflächliche Glasschnittwunden oftmals mit beidseitiger Augenbeteiligung und maxillofaziale Frakturen. Die Einatmung von Glasfragmenten ist beobachtet worden [5].

Mitunter ist auch die Haut des Handrückens durch Glassplitterkontakt zerschnitten oder wie punktiert, weil dem Fahrer die Hände vom Lenkrad in die Frontscheibe gezogen werden.

Setzt nach einer anfänglichen Propulsion des Kopfes die Rotation mit Flexion gegen die Brustwand ein, resultieren Weilteildurchtrennungen durch die in der Scheibenfassung stehengebliebenen Glasspieße [1].

Der Brustaufprall des Fahrers auf Lenkrad und Lenksäule kann so heftig sein, daß eine Abprägung als geformte intradermale Blutung mit und ohne epidermale Schürfungen sichtbar wird (Abb. 1). In der Regel lassen sich präparatorisch hinter der Formspur subkutane Quetschungsblutungen, Sternum- und Rippenfrakturen, Lungen- und Herzkontusionen sowie mediastinale Blutungen mit und ohne Emphysem dar-

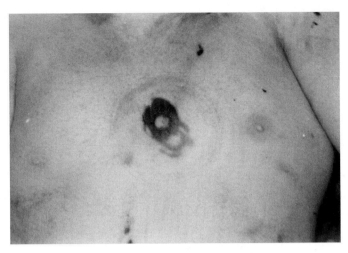

Abb. 1. Prästernale Lenksäulenabprägung. 45jähriger Audi-90-Fahrer, Frontalkollision, kein Gurtschutz

stellen [4]. Gefürchtete todesursächliche Läsionen sind Herzzerreißungen und Rupturen des Ösophagus und der Brustaorta (Abb. 7 a) [8, 9, 14, 17].

Leber- und Milzrupturen sind Folge des Bauchanpralls gegen den unteren Lenkradkranz oder – beim Beifahrer – gegen das Handschuhfach. Da sich bei der Vorverlagerung des Körpers auf dem Sitz das Becken den Fersen annähert und die Knie sich aufrichten, resultieren Knieanstöße unter die Armaturentafel mit unterschiedlichen Weichteil- und Kniescheibenverletzungen bis hin zur Trümmerfraktur (Abb. 2). Bei heftigem Anstoßen der Knie kann es zu doppelseitigen, offenen Schrägfrakturen des Fermurs in Höhe des distalen Drittelpunktes kommen (Abb. 3).

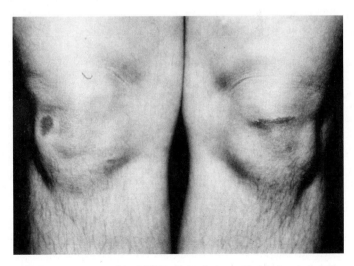

Abb. 2. Knieanstoß unter die Armaturentafel, leichte Exkoriationen beidseits, keine Patellafraktur. Frontalkollision, Fahrer, kein unteres Delta-v-Niveau

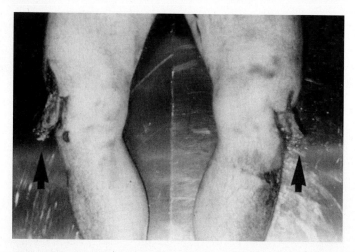

Abb. 3. Doppelseitige distale offene Femurquerfrakturen nach Knieanstoß gegen die Instrumententafel. 25jähriger Fahrer, angegurtet, Kleintransporter, reaktionsloser Aufprall auf haltenden Sattelschlepper, BAB, oberes Delta-v-Niveau, schweres Polytrauma

Bei *gurtgeschützten Frontinsassen* ist der Frontscheibenkontakt die seltene Ausnahme. Die rechnerunterstützte Simulation der Bewegungsabläufe bei frontalem Wandaufprall [20, 21], Barrierenaufprallversuchen mit Serienfahrzeugen und positionierten gurtgeschützten Dummies, Untersuchungen der Heidelberger Arbeitsgruppe an PMTO auf Beschleunigungsschlitten und die Auswertung von Realunfällen haben eindeutig ergeben, daß schon bei niedriger Barrierenaufprallgeschwindigkeit (30–50 km/h) ein Kopfanprall auf den oberen Lenkradkranz bzw. die Prallfläche im Lenkrad nicht zu verhindern ist [28].

Die Folge des Lenkradaufschlags sind Teilskalpierungen, Riß- und Quetschwunden an Stirn und Kinn in Verbindung mit zumeist basalen Schädelfrakturen, intrakranielle Blutungen und kortikale Hirnkontusionen.

Da vom Gurt nur der Rumpf zurückgehalten wird und bei einer Verzögerung von 50 g der Kopf mit einer Traktionskraft von mehr als 220 kp (2.200 N) auf den Rumpf einwirkt, können nicht nur bei falscher Lage des Schultergurtbandes Halsweichteilquetschungen und -zertrennungen, sondern auch Läsionen des atlantookzipitalen Übergangs bis hin zu Dislokationen der Wirbelkörper mit Halsmarkquetschungen und „innerer Dekapitation" resultieren.

Schulter- und Beckengurtband überstreichen von den insgesamt 1.600–2.000 cm² der ventralen Rumpffläche nur 400 cm²; unter den Bändern treten damit hohe Flächenpressungen auf. Dies führt zu Druckspuren mit Faseranschmelzungen an der Oberbekleidung, thermoplastischen Belastungsspuren an den Umlenkbeschlägen des Gurts und zu sog. Gurtmarken in der Haut entsprechend der jeweiligen Bandgeometrie (Abb. 4). Die geformten Hautspuren erscheinen über den knöchernen Vorsprüngen von Spina iliaca superior, der Klavikula und dem Rippenbogen akzentuiert, mitunter in Verbindung mit Oberhautabschürfungen oder in Form von Textilmarken, intradermalen und subkutanen Blutaustritten, Bauchwandhämatomen, muskulären Einblutungen bis hin zu kutanen Abscherungen über den Faszien der Rumpfmusku-

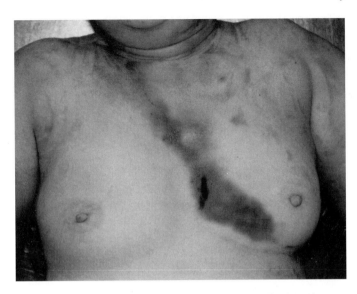

Abb. 4. Gurtmarke, massive Gewebequetschung des inneren unteren Brustquadranten. 71jährige Beifahrerin, Opel Rekord, Frontalkollision im Begegnungsverkehr, Kollisionsgegner: Ford Fiesta, schweres Polytrauma, Todesursache: Aortenruptur

latur. Bei Frauen können umfängliche Gewebequetschungen in der Region der unteren inneren Brustquadranten auftreten (Abb. 4).

Der Geometrie der Gurtmarken kommt eine diagnostische Bedeutung nicht nur bezüglich der Sitzposition zu, sondern auch im Hinblick auf das Gurttrageverhalten und der zu erwartenden Lage und Schwere innerer Verletzungen: Dem überstrichenen Schultergurtverlauf folgen Frakturen von Klavikula, Rippen und Sternum; auf der Gurtschloßseite liegen in der Regel die Rupturen der parenchymatösen Bauchorgane.

Auf Rücksitzen vermindert der Gurt die Verletzungsgefahr um 20–50% [31].

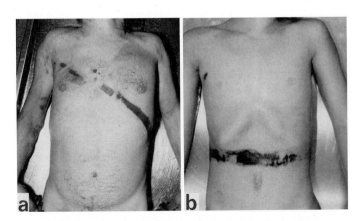

Abb. 5 a, b. Vorgetäuschte und echte Gurtmarke. **a** Pseudogurtmarke, Bauarbeiter von Gehwegwalze überrollt. **b** Transversale Beckengurtabprägung, 6jähriges Mädchen, Rückbankmitte, Auffahren auf stehenden Lkw, Pkw-Stauchung bis Höhe Frontsitze

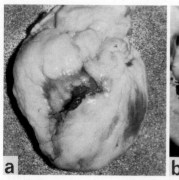 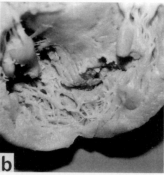

Abb. 6 a, b. Frontalkollision, Beifahrerin (71 Jahre). **a** linksventrikuläre Herzruptur (Vorderwand). **b** Abriß des vorderen und hinteren Papillarmuskels, komplette Vorderwandruptur

Besteht der Schutz lediglich aus einem Beckengurt (Abb. 5 b), so klappen Oberkörper und Oberschenkel taschenmesserartig gegeneinander; die transversale Gurtmarke ist deutlicher ausgeprägt und signalisiert die Möglichkeit von Abquetschungen des Darms und der Mesenterialwurzel. Flexionsbedingte komplette Durchtrennungen der lumbalen Wirbelsäule sind eine weitere mögliche Folge.

Gurtmarken können vorgetäuscht sein (Abb. 5 a) [24].

Bei einem von Metter [16] vorgestellten Fall führte der Anstoß gegen den Rahmen des Schiebedachs beim Herausschleudern zu einer vorgetäuschten Gurtmarke, in einem Fall von Barz et al. [2] der Thoraxanprall gegen den Haltegriff.

Ein Knieanstoß und der Prellschlag gegen die Füße mit Sprunggelenkdistorsion am Bremsfuß bis hin zu offener Unterschenkelfraktur sind auch durch Gurtschutz im oberen Kollisionsniveau ebensowenig zu vermeiden wie gurtassoziierte traumatische Papillar- und Herzmuskelzerreißungen und die Aortenruptur (Abb. 6). Die axiale Bruchlastgrenze des Oberschenkels kann überschritten werden und so kann auch eine hintere Pfannenrandabsprengung entstehen.

Bei der Nachgiebigkeit des jugendlichen Brustkorbskeletts müssen Herz- und Aortenrupturen nicht mit Rippen- und Sternumfrakturen assoziiert sein. Insgesamt wird der Gurtschutz bei hohen Anprallgeschwindigkeiten mit einer höheren Belastung von Thorax und HWS erkauft.

Im Hochgeschwindigkeitsbereich versagen Schutzmöglichkeiten von Gurt und Airbag; Fahrzeug und Insassen können im Extremfall sogar auseinandergerissen werden [19].

Seitenkollision

Diese kommt am häufigsten beim Kreuzungsunfall vor. Bezüglich des Verletzungsrisikos werden die direkte Seitenkollision mit stoßseitiger Sitzposition und die indirekte mit stoßferner Sitzposition unterschieden. Bei der letzteren entspricht der Gurtschutz dem der Frontalkollision auf den Frontplätzen.

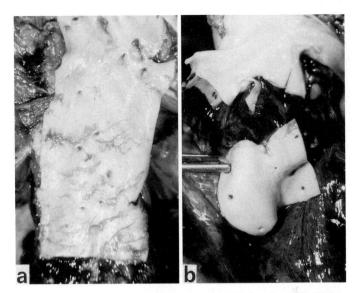

Abb. 7 a, b. Intimale Dehnungsrisse und komplette Aortenruptur bei direkter Lateralkollision. **a** Multiple quere, parallele Intimaeinrisse, Aorta descendens. **b** Komplette Aortenruptur unterhalb des Abgangs der A. subclavia sinistra

Ungleich höher ist das Risiko für schwerste und tödliche Verletzungen [Abbreviated Injury Scale (AIS V und VI)] auf der Anstoßseite mit und *ohne* Gurt: Schon bei einer EES oder Delta-v von 40 km/h erlitten die stoßnahen Insassen eine Gesamtverletzungsschwere MAIS (AIS maximal) 4 und starben [18].

An einer ampelgesicherten urbanen Kreuzung war durch Blitzeinschlag die Lichtzeichenanlage (LZA) ausgefallen und ein Golf war deshalb mit einem BMW im Querverkehr kollidiert. Die nicht angegurtete 23jährige Fahrerin des seitlich gerammten Golfs wurde durch die 50 cm tief eindringende Front des gegnerischen Fahrzeugs auf den Beifahrersitz gestoßen. Sie war äußerlich nicht erkennbar verletzt und starb an der Unfallstelle. Die Obduktion deckte schwerste, stoßseitige Organverletzungen und Frakturen auf, u.a. auch eine Aortenruptur (Abb. 7 b) und eine doppelseitige Zwerchfellzerreißung.

Häufig sind bei Insassen auf der Anstoßseite auch pluriforme, unilaterale Glasverletzungen der Gesichts- und Seitenhalsregion durch die splitternden Türscheiben nach Kopfanprall in Verbindung mit basalen Schädelfrakturen.

Mitunter läßt sich ein intraossäres Kalottenhämatom darstellen [6] oder gedeckte Hautablederungen an der stoßzugewandten Hüfte (sog. Wundtaschen). Häufiger sind eine unilaterale Sprengung des knöchernen Beckenrings (25%) in Kombination mit einer zentralen, dislozierten Impressionsfraktur der Hüftpfanne und ein Teilabdruck des Gurtbandes am Seitenhals (Abb. 8).

In seltenen Fällen prallen die medialen Knieregionen so heftig gegeneinander, daß korrespondierende Weichteilblutungen an der Knieinnenseite die Folge sein können. Diese Hämatome und subkutanen Suffusionen zeichnen sich nach Hellerich u. Pollak [7] durch eine zonale Kompartimentierung aus, die sonst nur beim Sturz aus der Höhe auftritt.

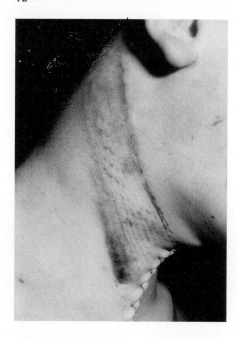

Abb. 8. Gurtmarke, Teilabdruck des Schultergurtbandes am rechten Seitenhals. 17jähriger Beifahrer, laterale Pkw-Kollision gegen Lichtmast, keine Gurthöhenverstellung

Der Insasse auf der *stoßabgewandten Seite* wird durch den Gurt nahezu so wirksam geschützt wie Frontpassagiere beim Frontalstoß.

Heckanstoß

Nur ein geringer Prozentsatz (4–7%) der tödlichen Insassenunfälle entfällt auf Heckanstöße. Die Stoßkräfte werden breitflächig von den Sitzlehnen auf den Rücken übertragen.

Wird auf Autobahnen das Schlußfahrzeug eines Staus mit Kollisionsgeschwindigkeiten von über 100 km/h gerammt, so können die Sitzlehnen fortbrechen und die Frontinsassen in den Fond verlagert werden.

Diese Frontinsassen weisen dann bei der Präparation von hinten ausgedehnte Weichteilblutungen in der Kreuz-Steißbein-Region, sowie Leber-, Milz- und Aortenrupturen auf. Mitunter kommt es zum Abbruch der Pars lateralis des Kreuzbeins, zur hinteren Pfannenrandabsprengung und zu Frakturen der Crista iliaca derta.

Beim Heckstoß schützt der Gurt allenfalls in einer zweiten Unfallphase, wenn sich der Oberkörper aus den Lehnen nach vorne löst oder beim sekundären Anstoß des Fahrzeugs, wenn es erneut auf Hindernisse aufgeschoben wird.

Auf die Schwierigkeiten bei der Begutachtung von angegebenen Folgen einer HWS-Distorsion nach Heckkollisionen auf niedrigstem Anstoßniveau soll hier nicht weiter eingegangen werden [23].

Fahrzeugüberschlag

Diese Unfallart stellt ein seltenes Ereignis dar. Die Wirksamkeit eines Gurtschutzes besteht darin, daß die Insassen auf ihren Plätzen gehalten und nicht aus der schützenden Fahrgastkabine herausgeschleudert werden. Für nicht angegurtete und herausgeschleuderte Fahrzeuginsassen erhöht sich das Risiko, beim Überschlag (roll over) tödlich verletzt zu werden, auf das 6- bis 10fache.

Frakturen der mittleren und unteren Brustwirbelsäule als Folge von Kompression und Stauchung beim Dacheinbruch sind bei nicht angegurteten Insassen signifikant häufiger zu beobachten.

Unterfahrung

Der Unterfahrschutz an Lkw soll diese für die Insassen von Pkw hochgefährliche Kollisionsart mindern. Bei hohen Aufprallgeschwindigkeiten kann dieser Schutz versagen.

Daß auch hier der Gurt eine protektive Wirkung entfalten kann, zeigt der folgende Fall:

> Zwei junge Männer waren nachts mit ihrem Fahrzeug seitlich unter den Auflieger eines wendenden Lkw geraten; trotz der erheblichen linksbetonten Fahrzeugschäden durch die Unterkannte der Ladepritsche des Lkw überlebten beide: der nicht angeschnallte Beifahrer mit einem Schädel-Hirn-Trauma, der Fahrer blieb trotz erheblicher Dach- und Frontstauchung praktisch unversehrt. Er war mit einem Sechspunktgurt gesichert.

Die Befürchtungen, Pkw-Insassen könnten bei einem Unfall durch den Gurt schwerer verletzt werden, als ohne Gurtschutz, hat sich nicht bestätigt: Untersuchungen an umfangreichen Fallsammlungen haben übereinstimmend ergeben, daß das Risiko, durch eine Gurteinwirkung schwerer verletzt zu werden, als bei Unfallfolgen ohne Gurtschutz, auf unter 1% zu veranschlagen ist. [13, 14, 30, 32].

Zusammenfassung

Keine andere Schutzeinrichtung hat sich bei Pkw-Kollisionen für die Fahrzeuginsassen als so wirksam erwiesen, wie der Dreipunktautomatikgurt.

Es ist zu erwarten, daß ein zusätzlicher und auf das Gurtsystem abgestimmter Airbag beim Fahrer den Kopfanprall auf das Lenkrad gänzlich verhindert und beim Beifahrer die Kopfbeschleunigung, Kopfrotation und HWS-Belastung entscheidend mildert. Bei den Begutachtungen des Instituts für Rechtsmedizin Freiburg ist derzeit noch kein Fall einer tödlichen, frontalen Pkw-Kollision mit Airbagauslösung oder ein Todesfall in Verbindung mit einer Kinderschutzeinrichtung vorgekommen.

Literatur

1. Baik S, Uku J, Joo K (1988) Seat-belt injuries to the left common carotid artery and left internal carotid artery. Am J Forens Med Pathol 9:38–39
2. Barz J, Mattern R, Schmidt G (1980) Der tödliche Verkehrsunfall aus rechtsmedizinischer Sicht. Unfallheilkunde 83:288–295
3. Beier G, Schuller E, Schwarz H, Spann W (1980) Schutzwirkung von Sicherheitsgurten. Forschungsberichte der Bundesanstalt für Straßenwesen, Bereich Unfallforschung, Bd 1, 2. Aufl Köln
4. Brokes JG, Dunn RJ, Rogers IR (1993) Sternal fractures: a retrospective analysis of 272 cases. J Trauma 35:46–54
5. Buris L (1993) Forensic medicine. Springer Berlin Heidelberg New York Tokyo, p 104
6. Hellerich U, Pollak S (1991) Die Bedeutung des intraossären Kalottenhämatoms für die Rekonstruktion von Schädelverletzungen. Beitr Gerichtl Med 49:33–37
7. Hellerich U, Pollak S (1994) Zonale Kompartimentierung kutaner und subkutaner Blutungen nach stumpfen Weichteiltraumen. Zentralbl Rechtsmed 42:408–409
8. Hill IR (1993) Preventing vehicular injury. In: Mason JK (ed) The pathology of trauma, 2nd edn. Arnold London, pp 30–43
9. Hills MW, Delprado AM, Deane SA (1993) Sternal fractures: associated injuries and management. J Trauma 35:55–60
10. Kallieris D, Mattern R (1993) Schutzkriterien für die Thoraxverletzungsschwere bei der 90-Grad-Seitenkollision. Unfall Sicherheitsforsch Straßenverkehr 89:130–134
11. Kallieris D, Mattern R, Schmidt G (1984) Beckenbelastung bei der Seitenkollision. Beitr Gerichtl Med 42:329–337
12. Kallieris D, Mattern R, Wismans J (1989) Belastung und Kinematik des Kopf/ Nackensystems bei der Frontalkollision. Beitr Gericht Med 47:235–241
13. Mant AK (1993) Injuries and death in road traffic accidents. In: Mason JK (ed) The pathology of trauma, 2nd edn. Arnold London, pp 1–16
14. Mason JK (1993) The pathology of trauma, 2nd edn. Arnold London
15. Mattern R, Kallieris D, Schmidt G (1975) Gurtverletzungen alter Menschen beim simulierten Frontalaufprall. Hefte Unfallheilkd 120:449–454
16. Metter D (1978) Die Rekonstruktion der Sitzordnung bei Pkw-Unfällen. Arch Kriminol 162:92–102
17. Micon L, Geis L, Siderys H, Sievens L, Rodman GH (1990) Rupture of the distal thoracic esophagus following blunt trauma: case report. J Trauma 30:214–217
18. Miltner E, Wiedmann HP, Leutwein B et al. (1992) Technical parameters in fluencing the severity of injury of front-seat, belt-protected car passengers on the impact side in car-to-car side collisions with the main impact between the front and rear seats (B-pillars). Int J Leg Med 105:11–15
19. Nadjem H, Ropohl D (1994) Complete transection of the trunk of passengers in car accidents. Am J Forens Med Pathol, in press
20. Niederer P (1994) Mathematische Modellierung bei der Rekonstruktion von Verkehrsunfällen. In: Oehmichen M, König HG (Hrsg) Biomechanik – Rekonstruktion. Schmidt-Römhild Lübeck, S 113–128
21. Niederer P, Walz F, Weisser R (1980) Verletzungsursachen beim Pkw-Insassen, Verletzungsminderung durch moderen Sicherheitseinrichtungen. Unfallheilkunde 83:326–340
22. Otte D, Suren EG (1986) Welchen Nutzen bringt der Sicherheitsgurt den Fondinsassen? Unfall Sicherheitsforsch Straßenverkehr 56:24–32
23. Risser D, Bauer G (1992) Zum falsch positiven Röntgenbefund bei der Begutachtung des Schleudertraumas der Halswirbelsäule. Beitr Gerichtl Med 50:297–300
24. Ropohl D (1990) Die rechtsmedizinische Rekonstruktion von Verkehrsunfällen. DAT-Schriftenreihe Technik, Markt, Sachverständigenwesen Stuttgart, Bd 5
25. Ropohl D, Buchloh S, Raule P (1989) Verletzungen bei Frontal- und Seitenkollisionen. Beitr Gerichtl Med 47:221–228

26. Schmidt G (1991) Zur Quantifizierung typischer Verkehrsunfallverletzungen. Unfall Sicherheitsforsch Straßenverkehr 82:198–201
27. Schmidt G, Barz J, Kallieris D, Mattern R, Schuler F (1980) Verkehrsmedizinische Aspekte der Belastbarkeitsgrenzen des menschlichen Organismus. Unfallheilkunde 83:284–287
28. Schmidt G, Kallieris D, Barz J, Mattern R, Schulz F (1978) Belastbarkeitsgrenzen und Verletzungsmechanik des angegurteten Fahrzeuginsassen. FAT-Schriftenreihe Frankfurt, (Nr. 6)
29. Statistisches Jahrbuch 1994 für die Bundesrepublik Deutschland. Metzler-Poeschel Stuttgart, S 354–357
30. Stein KM, Kallieris D (1993) Einflüsse des Rückhaltesystems auf die Verletzungsschwere des Thorax bei der Frontalkollision. Unfall Sicherheitsforsch Straßenverkehr 89:197–201
31. Walz FH (1983) Die Biomechanik von Verkehrsunfällen – Forschung und Prophylaxe. In: Barz J, Bösche J, Froberg H, Joachim H, Käppner R Mattern R (Hrsg) Fortschritte der Rechtsmedizin, Festschrift für Georg Schmidt. Springer Berlin Heidelberg New York, S 193–203
32. Walz F, Zollinger U, Renfer A, Wegmann R, Meier M, Niederer P, Rudin H (1977) Unfalluntersuchung Sicherheitsgurt, Einjahresstudie (1976) über schwere und tödliche Verletzungen bei angegurteten Autoinsassen. EJPD Bern
33. Zeidler F (1987) Möglichkeiten und Grenzen der Ermittlung der Schutzwirkung von Rückhaltesystemen in Personenkraftwagen anhand von Untersuchungen realer Straßenverkehrsunfälle. Automobiltechn Z (ATZ) 89:375–378
34. Zollinger U (1978) Häufigkeit und Umstände nachteiliger Auswirkungen von Sicherheitsgurten. Verkehrsunfall 16:67–76

Änderung von Verletzungsmustern durch moderne Sicherheitssysteme aus der Sicht der Unfallforschung

D. Otte

Einleitung

Das Verletzungsmuster von Pkw-Insassen bei Verkehrsunfällen hat sich im Laufe der Jahre gewandelt. Während noch im Automobil der 60er Jahre Holzlenkrad und ungepolstertes Armaturenbrett vorherrschten, sind Automobile der 80er und 90er Jahre mit umschäumtem Lenkrad, gepolstertem Armaturenbrett, Pralltopf am Lenkrad, Sicherheitsgurt und mittlerweile auch mit Airbag ausgestattet.

Eine noch vor 20 Jahren stattfindende Frontalkollision eines Pkw, bei der damals die Insassen meist nicht gurtgeschützt waren, hatte schwerste Verletzungen zur Folge. Die Abb. 1 zeigt bei dem erheblich in den Fahrzeuginnenraum verlagerten Lenkrad und dem ungepolsterten Armaturenbrett die Folgen eines Frontalanpralls im Geschwindigkeitsniveau Delta-v etwa 50 km/h. Delta-v stellt die Geschwindigkeitsänderung infolge der Kollision dar und ist ein Maß für die Insassenbelastung. Der Knieanprall führte zu Hüftverletzungen, sog. „dashboard injuries". Brustkorbkomprimierungen durch Anprall auf dem Lenkradkranz führten zu multiplen Rippenfrakturen, Lungenkontusion, Aortenrupturen usw. So war beispielsweise die Aortenruptur eine typische Verletzung des nicht angeschnallten Pkw-Insassen [1].

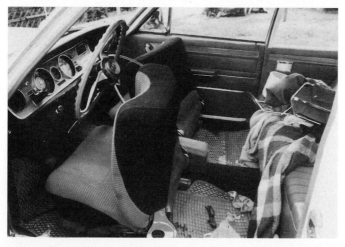

Abb. 1. Folgen eines Frontalanpralls bei Delta-v 50 km/h eines nichtgurtgeschützten Pkw-Insassen. Fahrer 37 Jahre, männlich, MAIS 3. Kopf: Jochbeinfraktur rechts, multiple Gesichtsschnittwunden. Thorax: Rippenserienfraktur mit Pneumothorax. Becken: Hüftluxation. Untere Extremität: Riß- bzw. Quetschwunden an beiden Knien

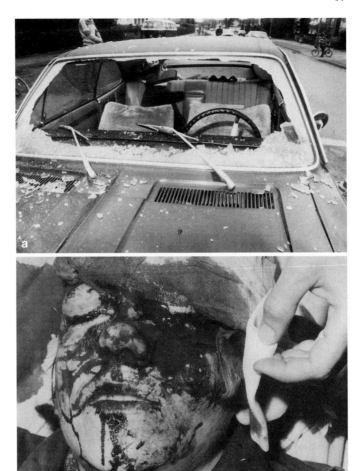

Abb. 2 a, b. Kopfanprall einer nichtgurtgeschützten Beifahrerin und daraus resultierende Weichteilverletzungen des Gesichts

Die Abb. 2 zeigt die Unfallsituation einer nichtgurtgeschützten Beifahrerin, die massiv mit dem Kopf gegen die Windschutzscheibe prallte und dort in das Krümelglas des Einscheibensicherheitsglases aufschlug, mit der Folge massiver perforierender Weichteilverletzungen des Gesichts. Entstellende Narben und damit verbundene Schmerzen bedingten hohe Langzeitfolgen.

Dagegen zeigt das Beispiel eines heutigen Pkw-Unfalls, daß bei äquivalenter Unfallschwere weniger Verletzungen auftreten. Eine Frontalkollision mit Geschwindigkeitsabbau Delta-v etwa 50 km/h zeigt bei den Insassen bis auf einige leichte Weichteilläsionen durch die Belastung im Gurtsystem keine Verletzungen (Abb. 3). Auch ein Anprall des Kopfes im Windschutzscheibenbereich führt heute in der Regel nicht mehr zu schwerwiegenden multiplen Gesichtsverletzungen, sondern meist sind leichte

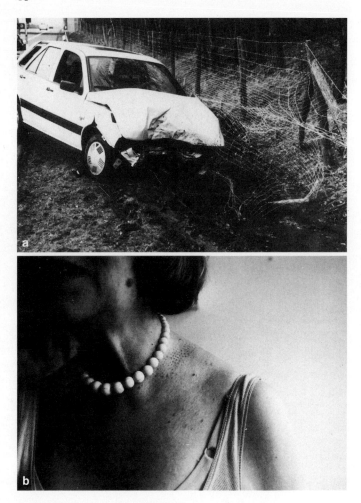

Abb. 3 a, b. Frontalkollision bei Delta-v 50 km/h (**a**) und resultierende Verletzungen eines gurtgeschützten Pkw-Insassen (**b**)

Hämatome, Quetschwunden oder vereinzelte Schnittwunden Folgen eines Kopfaufpralls an einer Verbundsicherheitsglasscheibe.

Unfallerhebungen vor Ort

Um den Fortschritt der Fahrzeugsicherheit bewerten zu können, wurden Unfälle der Verkehrsunfallforschung Hannover ausgewertet, die in den Jahren 1985–1990 dokumentiert wurden. Seit mehr als 20 Jahren werden an der Unfallchirurgischen Klinik der Medizinischen Hochschule Hannover sog. „In-Depth-Erhebungen" vor Ort durchgeführt. Im Auftrag der Bundesanstalt für Straßenwesen fährt ein wissenschaftliches Team aus Technikern und Medizinern mit speziellen Einsatzfahrzeugen zur

Unfallstelle, erfaßt dort Fahrzeugdeformationen, Anprallstellen von Insassen und dokumentiert Verletzungen nach Art, Schwere und Lokalisation [2]. Für jeden Unfall wird eine umfangreiche Vermessung der Fahrzeuge sowie der Unfallspuren vorgenommen und eine Unfallrekonstruktion ermittelt Kollisions- und Fahrgeschwindigkeiten, Relativbewegungen und weitere Kenngrößen.

Unfallsituation

2/3 aller Kollisionen von Pkw erfolgen mit anderen Pkw und Lkw bzw. allein im Rahmen eines Objektanpralls gegen Baum, Mast usw. Pkw/Pkw-Kollisionen stellen 53% aller Unfälle mit Personenschaden [3].

Zunächst ist festzustellen, daß sich auch die Anprallsituationen der Pkw im Laufe der Jahre geändert haben. Als häufigste Kollisionsart tritt im Unfallgeschehen heute in 54% der Unfälle der Frontalanprall auf (Abb. 4). Seitkollisionen sind mit ca. 27% und Heckkollisionen mit 13% zu verzeichnen. Dies war nicht immer so. Noch vor 5 Jahren war der Anprall der Frontalkollision deutlich höher. Durch die gute Schutzwirkung der Gurte, die bei Frontalkollisionen am höchsten ist, stammen die im Straßenverkehr heute auftretenden Verletzten immer häufiger aus anderen Kollisionsarten, wie beispielsweise dem Seitanprall.

Bei Frontalanprall werden häufig bis zu 2/3 der Fahrzeugfront belastet (Abb. 5), 12% der Kollisionen ereignen sich unter einer Überdeckung der Fahrzeugfrontfläche mit dem Kollisionspartner von bis zu 1/3, 16% von bis zu 2/3 und lediglich 14% besitzen volle Überdeckung. Bei Seitenkollision ist zunehmend der Kompartmentbereich betroffen, wobei die Fahrzeuge häufig schräg von vorn, etwa aus ca. 140° kollidieren, was in der Regel schwerste Verletzungen zur Folge hat.

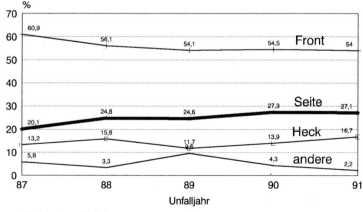

Abb. 4. Anprallsituationen von Pkw im Unfallgeschehen

Anprallsituation von Pkw

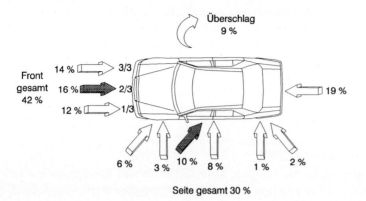

Verkehrsunfallforschung Hannover

Abb. 5. Anprallbereiche und Impulswinkel für Pkw im Unfallgeschehen

Ein Fahrzeugüberschlag kann in 9% der Pkw-Kollisionen beobachtet werden. Frontalanprall, Seit- und Heckkollision sowie der Überschlag stellen damit die bedeutendsten Kollisionsarten dar.

Wirksamkeit des Sicherheitsgurtes

Die Wirksamkeit eines Sicherheitsgurtes liegt in der Eigenschaft als Rückhaltesystem. Die infolge der Kollision einsetzende Relativbewegung des Insassen wird durch den am Körperstamm anliegenden Gurt reduziert und der Körper mit dem Fahrzeug verzögert. Kopf, Arme und Beine können allerdings aufgrund der verbliebenen Freiheitsgrade noch Bewegungen ausführen, dementsprechend auch Verletzungen durch Anprall erfahren. Infolge dieser auf physikalischen Gesetzen basierenden Relativbewegungen besteht für den Frontalaufprall die höchste Schutzfunktion des Gurtes.

Um diese Schutzfunktion im Unfallgeschehen statistisch analysieren zu können, sind auch unterschiedliche Verletzungssituationen zwischen alten und neuen Fahrzeugen zu berücksichtigen. Hierzu wurden Unfälle aus Erhebungen am Unfallort Hannover ausgewertet und Pkw der Baujahre bis 1980 als „alt" und Pkw der Baujahre nach 1980 als „neu" definiert. Es wurden ausschließlich Frontalkollisionen ohne Mehrfachkollisionen, bei Seitenkollisionen ausschließlich die stoßzugewandten Frontinsassen mit Sicherheitsgurt betrachtet. Zusätzlich wurde zwischen Fahrzeugen mit Leergewichten bis 1000 kg sowie über 1000 kg unterschieden, um den Einfluß des Fahrzeuggewichts zu berücksichtigen.

Frontalkollisionen

Die Schutzwirkung des Sicherheitsgurtes ist sowohl bei alten wie auch neuen Fahrzeugen nachweisbar. So zeigt die Verletzungsschwere der nichtgurtgeschützten Fahrer eine sehr progressive Zunahme mit steigender Unfallschwere, gemessen am Parameter Delta-v (Abb. 6 a). Ohne Gurt blieben in Pkw der Gewichtsklasse unter 1000 kg bei Delta-v-Werten von 31–50 km/h lediglich 9,4% der Fahrer unverletzt, 58% erlitten Schweregrade AIS 1/2 und 1/3 der Fahrer erlitt höhere Verletzungsschweregrade MAIS 3 und größer. Bei Delta-v-Werten von 51–70 km/h konnte kein

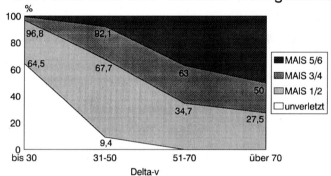

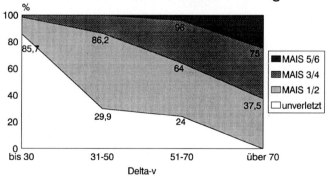

Abb. 6 a   a

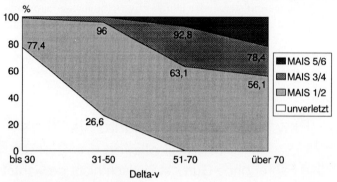

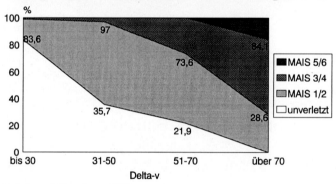

b   Abb. 6 b

Unverletzter mehr registriert werden, 37% erlitten sogar schwerste Verletzungen MAIS 5/6. Mit Gurt dagegen sind deutlich weniger Schwerverletzte zu beobachten (Abb. 6 b, c). Zwischen alten und neuen Pkw zeigen sich deutlich mehr Unverletzte in neueren Fahrzeugen. Ebenfalls bei schwereren gegenüber leichteren Pkw zeigen sich mehr Unverletzte, damit ein Sicherheitsgewinn schwerer Pkw.

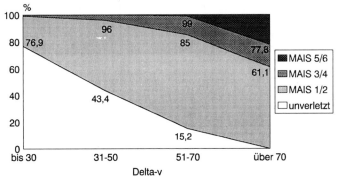

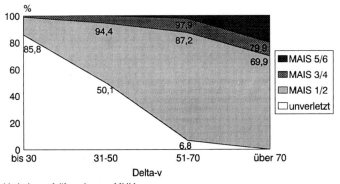

Abb. 6. a Verletzungsschwere bei Frontalkollisionen gurt- und nichtgurtgeschützter Pkw-Insassen kleiner und großer Fahrzeuge. **b** Verletzungsschwere bei Frontalkollisionen gurtgeschützter Pkw-Insassen in „alten" kleinen und großen Fahrzeugen. **c** Verletzungsschwere bei Frontalkollisionen gurtgeschützter Pkw-Insassen in „neuen" kleinen und großen Fahrzeugen

Auch die im Fahrzeug auftretenden Verletzungsquellen haben sich im Laufe der Jahre gewandelt. Während für die nichtgurtgeschützten Fahrer am häufigsten Lenkrad- und Armaturentafel sowie Frontscheibe verletzungsinduzierend waren, sind mit Sicherheitsgurt diese deutlich seltener verletzungsverursachend (Abb. 7 a). Auch die Schwere AIS dieser Verletzungen ist deutlich gesunken. Insbesondere die Frontscheibe tritt mit Gurt kaum noch in Erscheinung und wenn, sind 4,2% der Verletzungen > AIS 1. Dies zeigt sich für kleine sowie große Fahrzeuge in gleicher Weise

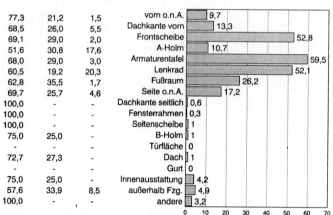

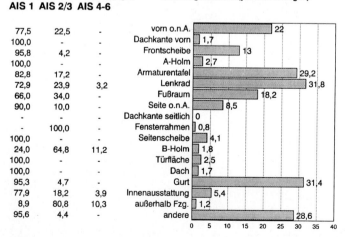

a

Abb. 7 a

(Abb. 7 b). Auch schwere HWS-Verletzungen AIS > 1 treten heute lediglich noch in 1,1% aller verletzten Verkehrsteilnehmer auf; 23,5% der Pkw-Insassen mit Gurt haben HWS-Verletzungen AIS 1, die sog. „whiplash-injuries", die medizinisch Distorsionen darstellen und somit klinisch als „leicht" zu werten sind. Das ist allerdings gegenüber früheren Jahren ein höherer Prozentsatz.

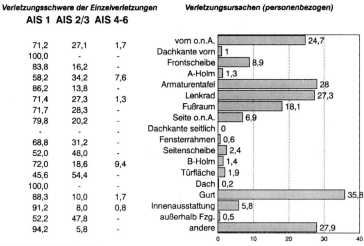

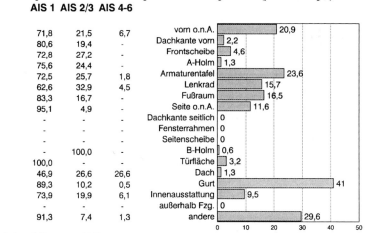

Abb. 7. a Verletzungsursachen und -schwere gurt- und nichtgurtgeschützter Pkw-Insassen in „alten" kleinen Fahrzeugen. **b** Verletzungsursachen und -schwere gurtgeschützter Pkw-Insassen in „neuen" kleinen und großen Fahrzeugen

Seitanprall

Die Schutzwirkung des Sicherheitsgurtes ist bei Seitenkollisionen nicht so deutlich ausgeprägt, da einerseits seitlich eine Knautschzone fehlt und ein Stoß in der Regel

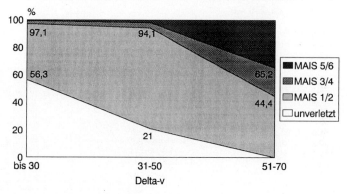

a

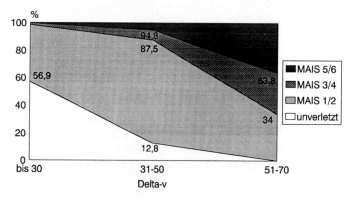

b

Abb. 8. Verletzungsschwere bei gurtgeschützten stoßzugewandten Frontinsassen bei Seitenkollision in kleinen und großen Pkw

direkt Deformationen und damit Belastungen des stoßseitig sitzenden Insassen bedingt, andererseits sich dieser relativ in Richtung zur Stoßzone hin bewegt. Sowohl für leichte als auch schwere Fahrzeuge ist ein fast gleicher Anstieg der Verletzungsschwere in Relation zur Geschwindigkeitsänderung Delta-v festzustellen. Bis 30 km/h sind 56% der stoßseitig Sitzenden verletzt (Abb. 8), bei der häufigsten Seitenkollision mit schrägem Impulswinkel im Kompartmentbereich sogar 68%. Der gesamte Körper wird unter Seitenkollision belastet, am häufigsten verletzt sind in der Rangfolge:

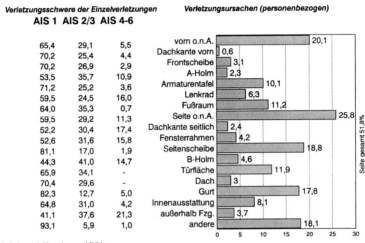

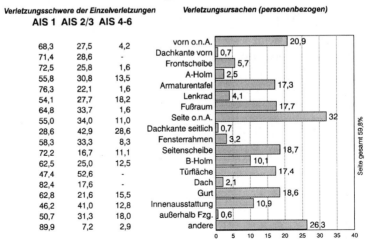

Abb. 9. Verletzungsursachen und -schwere gurtgeschützter stoßzugewandter Frontinsassen bei Seitenkollision in kleinen und großen Pkw

Kopf, Thorax, Arme und Beine. Dabei zeigt sich für schwere Fahrzeuge kein andersgearteter Verlauf der Verletzungshäufigkeit.

60% der verletzungsverursachenden Teile bei Seitenkollision sind Innenraumteile der Seite (Abb. 9). Zu 40% erfolgt eine Traumatisierung durch Innenraumteile der Fahrzeugfront. Dies liegt darin begründet, daß die resultierende Insassenrelativbewegung durch den Impulswinkel bestimmt wird und unter häufig schräger Kollision damit eine oftmals schräge Relativbewegung der Insassen unter meist Rotation des Fahrzeugs entsteht. Es ist somit möglich, daß das Armaturenbrett über 10% sowie das Lenkrad mit 4–6% als Verletzungsquelle bei Seitkollisionen auftritt.

Wirksamkeit des Airbags

Während in den USA schon seit mehreren Jahren der Airbag im Pkw anzutreffen ist, wird dieser in der Bundesrepublik Deutschland erst seit 1989 von einigen Fahrzeugherstellern serienmäßig eingebaut. Bislang fand man ihn nur in einzelnen Fahrzeugmodellen – meist der Oberklasse. Von den deutschen Fahrzeugherstellern baute Mercedes seit Anfang der 80 Jahre auf Wunsch den Airbag in der S-Klasse ein.

Der Airbag findet sich als großer Luftsack, sog. „US-bag" für die Fahrerseite in einer Größe von 60–81 l sowie als kleiner Luftsack, sog. „Euro-bag", mit einem Fassungsvolumen von 30–55 l auf dem Lenkrad integriert. Vereinzelt können auch Beifahrer den im Armaturenbrett eingebauten Airbag nutzen.

Da Neufahrzeuge in der Regel nur mit etwa 10% am jährlichen Unfallgeschehen beteiligt sind, können auch bislang Erkenntnisse zur Effektivität des Airbags aus den statistischen Unfallsammlungen nicht ersehen werden. Nur wenige Fahrzeuge mit ausgelöstem Airbag können im Unfallgeschehen registriert und ausgewertet werden.

Somit bieten sich für die Darstellung der Schutzwirkung des Airbags die Erhebungen am Unfallort der Verkehrsunfallforschung Medizinische Hochschule Hannover an. Dort konnten bislang lediglich 29 Fälle registriert werden, bei denen der Pkw mit Fahrerairbag ausgestattet war. Von diesen wurden 15 Airbags bei Unfällen ausgelöst. In 6 Pkw war zusätzlich ein Beifahrerairbag vorhanden, eine Auslösung eines Beifahrerairbags wurde nicht gefunden.

Die wenigen vorliegenden Fälle zeigen keine schweren Verletzungen der Insassen, maximal den Schweregrad MAIS 2. Dabei lagen die gemessenen Delta-v-Werte durchaus in einigen Fällen deutlich oberhalb 50 km/h. Die Analyse der resultierenden Verletzungsschwere (MAIS) für Frontinsassen mit und ohne Airbag in Relation zum Geschwindigkeitsabbau infolge Kollision (Delta-v) zeigt in dem Verlauf der linearen Regression damit für den Airbag einen Sicherheitsgewinn gegenüber dem Standardgurtsystem (Abb. 10), da mit Zunahme der Unfallschwere ein Anstieg der Verletzungsschwere nicht signifikant eintritt. Betrachtet wurden hier ausschließlich Pkw-Frontalkollisionen unter einem Impulswinkel ± 30° zur Fahrzeuglängsachse.

Die Gesamtverletzungsschwere der Insassen (MAIS) wird somit durch den Airbag im gesamten Unfallschwerebereich auf einem niedrigeren Niveau gehalten. Der Airbag reduziert den sonst mit Gurt feststellbaren Anteil an Kopfverletzungen, der immerhin 25% der gurtgeschützten Fahrer betrifft.

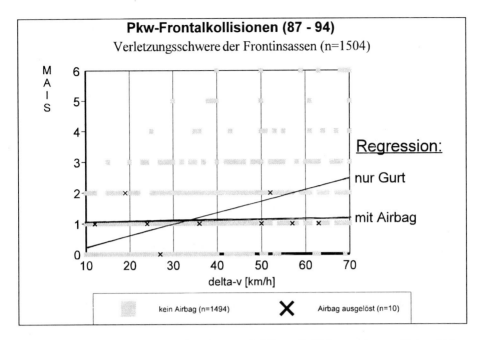

Abb. 10. Verletzungsschwere von Frontinsassen bei Frontalkollisionen mit ausgelöstem Airbag und Delta-v in Relation zu isoliertem Dreipunktautomatiksicherheitsgurt

Gesichtspunkte zukünftiger Sicherheitsmaßnahmen

Die Studie machte deutlich, daß der Sicherheitsgurt eine positive Wandlung des Verletzungsmusters gebracht hat. Die Verletzungshäufigkeit wie auch -schwere wurde deutlich gesenkt. Die entwickelten Rückhaltesysteme haben damit einen wesentlichen Beitrag zur Verkehrssicherheit geleistet. Durch Verwendung eines Airbags sind weitere Verbesserungen der passiven Sicherheit erzielbar.

Dennoch zeigte die vorstehende Studie, daß doch einige Verbesserungen in der Fahrzeugentwicklung noch erforderlich sind.

Gestaltfestigkeit des Fußraums

Mit Gurt und Airbag treten zwar kaum noch Verletzungen des Oberkörpers auf, doch können Verletzungen im Fußraum bzw. komplexe Fußfrakturen immerhin in 8% der Fälle beobachtet werden. Der Fußraum ist damit in zukünftige Entwicklungen einzubeziehen, beispielsweise:

- stabile Insassenzelle im Fußraumbereich,
- Polsterung der Fußbodengruppe,
- protektive Gestaltung der Pedalerie.

Aspekte der Kompatibilität

Kollisionen zwischen kleinen und großen Fahrzeugen und die daraus resultierenden Verletzungen sind unterschiedlich, meist zum Nachteil der Insassen in kleinen Pkw. Sicherheitsstandards des großen Fahrzeugs sollten dem kleinen Fahrzeug gerecht werden, beispielsweise könnte der Seitenschutz des kleinen Fahrzeugs durch Maßnahmen an der Front des großen Fahrzeugs vorgenommen werden – sog. „softnose".

Anpassung von Crashtestbedingungen an die Unfallrealität

Standardisierte Crashtests können dazu dienen, ein einheitliches Sicherheitsniveau aller Fahrzeuge zu erzeugen. Crashtestbedingungen müssen dem realen Unfall angeglichen sein. Die Unfallanalyse zeigt:

- Frontalanprall 40% Offsett (1/3–2/3 Überdeckung der Fahrzeugfront sind häufig festzustellen),
- Seitanprall im Kompartmentbereich unter Impulswinkel ca. 140° schräg von vorn,
- Sitzposition des Fahrers in mittlerer bis vorderer Stellung,
- Brust- bzw. Oberschenkel- und Fußkräfte sowie Beckenbelastungen sind zu berücksichtigen.

Die Intrusion stellt aus Sicht der Unfallforschung sowohl beim Frontal- wie auch Seitenanprall eine erhebliche Einflußgröße auf die resultierende Verletzungsschwere dar und reduziert die Effizienz hochwirksamer Rückhaltesysteme. Sie sollte vermieden werden.

Verbesserung des Seitenschutzes

Maßnahmen zur Verringerung der Verletzungsschwere bei Seitenkollisionen sind vorzunehmen. Obwohl mit dem Airbag und dem Sicherheitsgurt die auftretenden Belastungen des menschlichen Körpers reduziert werden, sind diese doch vornehmlich auf den Frontalanprall wirkend. Die Unfallanalyse zeigte jedoch bei der häufig schräg von vorn auftretenden Belastung, daß ein Seitenairbag grundsätzlich sinnvoll ist und über den gesamten Türbereich gespannt sein sollte. Die isolierte Bedeckung – beispielsweise ausschließlich des B-Holms – ist dabei weniger sinnvoll, da ein Aufprall hier selten vorkommt. In jedem Fall sollte – unabhängig von einer Airbagausrüstung – eine zusätzliche Polsterung der Türstrukturen erfolgen.

Optimierung des Gurtsystems

Eine Verringerung der Gurtlose erscheint grundsätzlich sinnvoll, damit ein Knieanprall vermieden werden kann. Bei schrägen Kollisionen könnte ein Herausdrehen des Oberkörpers verhindert werden, wenn das Gurtband des Fahrers von der rechten Schulter zum linken Becken hin verlaufen würde und das des Beifahrers von linker

Schulter zum rechten Becken. Insbesondere in Verbindung mit einem optimalen Seitenschutz wäre sodann der Insasse wirkungsvoll gesichert.

Optimierung des Airbageinsatzes

Es zeigte sich, daß ein Airbag ein zusätzlich zum Dreipunktsicherheitsgurt sinnvolles Protektionselement darstellt und auch zukünftig zur Erhöhung der Fahrzeugsicherheit beitragen sollte.

Die Einzelfallanalyse von Unfällen mit Airbagauslösung machte allerdings deutlich, daß durch den Airbag bei bereits leichten Kollisionen durchaus Belastungen der Insassen durch den auslösenden Airbag existieren. Andererseits zeigt der Airbag eine deutliche Verletzungsreduktion erst im oberen Unfallschwerebereich. Aufgrund der bestehenden Schutzwirkung des Dreipunktsicherheitsgurts erscheint es gerechtfertigt, mit dem Airbag den Bereich von oberhalb 40 km/h abzudecken. Unfallanalysen zeigen, daß mit dem Dreipunktsicherheitsgurt doch bis zu Delta-v 50 km/h eine hohe Schutzfunktion gewährleistet ist (vgl. Abb. 6 c). Aus unfallanalytischer Sicht wird deshalb vorgeschlagen, die Auslöseschwelle des Airbag doch weiter nach oben zu setzen. Eine höhere Auslöseschwelle bedingt allerdings, daß sicherheitstechnisch alle möglichen Protektionselemente wie optimales Gurtsystem und Gurtstraffer weiterhin genutzt werden, um den Vorverlagerungsweg des Insassen zu reduzieren. Nur so kann ein Airbag in Verbindung mit einer optimalen Innenraumgestaltung durch stoßdämpfende Armaturenbrettausführung zu einer weiteren Verbesserung der passiven Sicherheit führen.

Meßbarkeit der Verkehrssicherheit

Der Fortschritt der Fahrzeugsicherheit läßt sich auch aus der Unfallstatistik ableiten, da wirksame Maßnahmen zwangsläufig in einer Verringerung der Verletzungsschwere bzw. Verwendung von Unfällen resultieren müssen. Sicherlich ist der Nachweis oftmals schwierig, da Multifaktoren bestehen und außerdem Fahrzeugbestand sowie Fahrleistung das Ergebnis der Unfallbilanz ergeben. Dennoch hat trotz stetig steigendem Fahrzeugbestand sowie stetig steigender Gesamtunfallzahlen die Zahl der Unfälle mit Personenschaden nicht zugenommen. Während noch vor 30 Jahren in der Bundesrepublik Deutschland bei jedem 2. Unfall ein Verletzter feststellbar war, findet sich heute nur bei jedem 5. Unfall ein Verletzter (Abb. 11). Ab 1970 hat sogar die Zahl der jährlich feststellbaren Verkehrstoten abgenommen. Während 1970 noch 19163 Getötete registriert wurden, waren es 20 Jahre später im Jahre 1990 noch lediglich 7906. Dies entspricht einer Reduktion der jährlichen Todesrate um 58%.

Doch nicht ausschließlich Sicherheitsmaßnahmen am Fahrzeug haben dies bewirkt. Auch bei der Bilanzierung im klinischen Bereich war vor 20 Jahren noch von einer Letalität von 40% bei Intensivpatienten auszugehen, heute versterben „nur" noch 18%. Die Unfallstatistik zeigt damit die Wirkung der Verkehrssicherheitsarbeit.

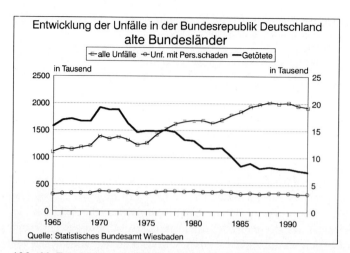

Abb. 11. Entwicklung der Häufigkeit von Verkehrsunfällen von 1965 bis heute

Die Tabelle 1 zeigt eine Auswahl einiger Maßnahmen in der Jahresentwicklung. Der Sicherheitsgurt kann allerdings als die wirkungsvollste Maßnahme bezeichnet werden. So zeigt auch die Einführung der Gurtpflicht für Kinder im April 1993 in der Unfallstatistik sogleich eine Abnahme von verletzten Kindern im Pkw von 10% innerhalb eines Jahres. Unfallerhebungen, wie beispielsweise die Erhebungen am Unfallort Hannover, tragen mit dazu bei, die Bewertung der Fahrzeugsicherheit zu ermöglichen und erforderliche Maßnahmen rechtzeitig zu erkennen.

Tabelle 1. Auswahl von Sicherheitsmaßnahmen in der zeitlichen Entwicklung

	Rettungswesen	Motorisierte Zweiräder	Pkw	Lkw	Allgemeines
1969			07/69 ECE 12 Lenkanlage		
1970	1. Hubschrauber München		04/70 ECE 14 Sicherheitsgurt-verankerungen		
1972	Christoph 4 Hannover	06/72 ECE 22 Schutzhelme			
1973	NAW – Gummersbacher Modell				
1974	Neuordnung Rettungswesen (Ruf-Nr. 110)		Einbaupflicht von Sicherheitsgurten in Pkw	06/74 ECE 29 Sicherheit von Lkw-Fahrgastzellen	
1975			07/75 ECE 32/33 Verhalten Fahrzeugaufbau bei Auffahrunfall und Frontalk.		
1976		01/76 Helmpflicht für Motorradfahrer	01/76 Gurttragepflicht auf Vordersitzen		Verkehrssicherheitskommission Polizei
1978		07/78 Helmpflicht für Mopedfahrer			
1980	Modellversuch Unterfranken NEF/NAW	04/80 Änderung der Fahrschulausbildung Motorrad	06/80 ECE 42 Stoßstangen an Fahrzeugen		
1981			02/81 ECE 43 Sicherheitsglas 02/81 ECE 44 Kinderrückhaltesystem		
1983	80% Flächendeck. Hubschrauber (34)			07/83 ECE 58 Unterfahrschutz	
1984	100% Flächendeck. Hubschrauber (35)		08/74 Verwarnungsgeld für Vordersitze 08/74 Gurttragepflicht auf Rücksitzen		

Tabelle 1 (Fortsetzung)

	Rettungswesen	Motorisierte Zweiräder	Pkw	Lkw	Allgemeines
1985		10/85 Helmpflicht für Mofafahrer			03/85 Tempo 30-Zonen-Einführung
1986			01/86 Verwarnungsgeld für Rücksitze	12/86 ECE 66 Aufbaufestigkeit KOB	
1988				01/88 ECE 73 Seitenschutz am Lkw	
1991				10/91 ABV für Nutzfahrzeuge	
1992				01/92 Seitenschutz an neuen Lkw > 3,5 t	
1993			04/93 Kindersichg. in speziellen CRS		
1994			06/94 teilweise serienmäßige Ausrüstung mit Airbag	01/94 Seitenschutz an allen Lkw > 3,5 t	

Literatur

1. Gotzen L, Otte D, Flory PJ (1980) Biomechanics of aortic ruptur at classical location in traffic accidents. Thor Cardiovasc Surg 28:64–68
2. Otte D (1994) The Accident Research Unit Hannover as example for importance and benefit of existing in-depth investigations. Vortrag anläßlich SAE-Congress Detroit/USA 1994. Proc SAE-Technical Paper No. 940712
3. StBA (1994) Verkehrsunfallstatistik der Bundesrepublik Deutschland 1993, Fahrserie 8, Verkehr Reihe 7. Metzler & Poeschel, Stuttgart

Änderung von Verletzungsmustern durch moderne Sicherheitssysteme aus der Sicht der Technik

R. Breitner

Vor dem Hintergrund hoher Zahlen an Verletzten und Getöteten im Straßenverkehr in den 60er Jahren begann Mercedes-Benz vor 25 Jahren damit, eine Unfallforschung aufzubauen und zusätzlich zu Versuchsdaten auch Daten aus Straßenverkehrsunfällen zur Entwicklung von Verbesserungsmaßnahmen für die Fahrzeugsicherheit heranzuziehen. Damals häufige Verletzungen von Schädel, Thorax und Abdomen konnten durch Verbesserungen, die auch aus diesen erworbenen Erkenntnissen abgeleitet wurden, stark reduziert werden. Im Folgenden sollen technische Maßnahmen dargestellt und anschließend deren Auswirkungen auf die Verteilung der Verletzungen aufgezeigt werden.

Maßnahmen an der Fahrzeugstruktur

– Gabelträgerkonzept: In den Vorbau eingeleitete Längskräfte werden in tragende Komponenten der Fahrgastzelle weitergeleitet (Tunnel, Boden, seitlicher Längsträger). So werden Fußraumintrusionen auf ein Mindestmaß beschränkt und intrusionsbedingte Verletzungen beim Frontalaufprall in Häufigkeit und Schwere verringert [6, 8].
– Der Querverband vor den Längsträgern zieht bei Frontalkollisionen ohne volle Überdeckung der Fahrzeugfront die nicht direkt getroffene Seite mit zur Energieaufnahme heran und entlastet damit die verformungssteife Fahrgastzelle.
– Die gezielte Anordnung steifer Aggregate vermeidet verformungsbehindernde Blockbildungen in der Soll-Verformungszone.
– Verstärkungen der Fahrgastzelle für den Seitenaufprall: Schottbleche in den seitlichen Längsträgern, Querträger zwischen den A-Säulen und unter den Sitzen, hochfeste Gestaltung der Säulen und deren Anbindungen und der Schlösser und Scharniere des Türverbands wirken starken seitlichen Intrusionen entgegen.
– Automatische Überrollbügel und verstärkte A-Säulen bei offenen Fahrzeugen zur Erhaltung eines ausreichenden Freiraums bei Überschlägen.

Gurte

Gurtstraffer
Der Gurtstraffer zieht in kürzester Zeit bis zu 18 cm Gurtband zurück. Dadurch wird die Gurtlose aufgehoben, die durch Kleidung, locker angelegten Gurt und auf der Gurtrolle locker aufgewickelten Gurt entsteht [6]. Durch den gespannten Gurt kommt es zu einer frühzeitigen und über eine längere Zeit dauernden Rückhaltung des Insas-

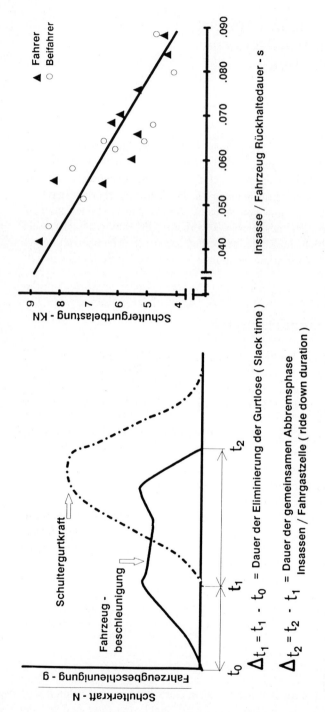

Abb. 1. Gemessene Gurtkräfte während der Rückhaltezeit. Ergebnisse aus 9 Fahrzeugversuchen mit 48 km/h gegen eine starre Barriere. Fahrzeugmassen zwischen 1000 und 2200 kg (1978)

sen, was eine geringere Belastungsspitze zur Folge hat (ride down benefit, Abb. 1) [7]. Die bessere Rückhaltung führt zu einer reduzierten Vorverlagerung mit geringerer Gefahr von Kopf- und Kniekontakten.

Gurtgeometrie
– Gurtbefestigungspunkte am Sitz: Auch bei Sitzlängsverstellung bleibt die Gurtgeometrie des Beckengurtes relativ zum Insassen konstant.
– Optimierung der Schultergurtgeometrie auf allen Sitzplätzen duch manuelle oder automatische Höhenverstellung des Schultergurtumlenkpunktes, um eine optimale Kraftverteilung des Gurtes auf dem Thorax zu erreichen und einem Herauspendeln aus dem Gurt vorzubeugen [2].

Gurtbanddehnung
Um einer zu harten Rückhaltung beim Frontalaufprall entgegenzuwirken, ist das Gurtband auf eine bestimmte Dehnbarkeit bei hoher Belastung ausgelegt.

Sitzkeile
Zusammen mit Gurtstraffern und Gurtgeometrie vermeidet eine keilförmige Erhöhung des wannenförmigen Sitzunterbaus ein Durchtauchen des Beckens unter dem Gurt beim Frontalaufprall (submarining), das zu schweren gurtbedingten Weichteilverletzungen führen kann.

Mit zunehmender Gurtbenutzung traten die reinen Kontaktverletzungen beim Frontalaufprall mehr und mehr in den Hintergrund und beschränkten sich auf intrusionsbegleitende Verletzungen und Verletzungen durch den Gurt bei schweren Unfällen. Die Häufigkeit mittelschwerer und schwerer Verletzungen ging zurück (Abb. 2). In den Diagrammen wird die EES als Maß für die Unfallschwere angegeben (= *E*nergy *E*quivalent *S*peed: die Geschwindigkeit des deformierten Fahrzeugs, bei der dessen kinetische Energie so groß ist wie die zur Verformung der deformierten Fahrzeugstrukturen aufgewendete Energie [4]).

Airbags

– Die Einführung von Airbags führte zu einer geringeren Belastung des Kopfes, des Halses und auch weiter unten gelegener Wirbelsäulenanteile durch Abstützung des Kopfes und Distanzhaltung zum Lenkrad (Abb. 3). Schwere Verletzungen in diesem Bereich wurden um ca. 40% verringert.
– Der Airbag stützt zusätzlich zum Gurt den Thorax großflächig ab. Diese kraftverteilende Wirkung schlägt sich in einer geringeren Thoraxverletzungsschwere nieder (Abb. 4).

Betrachtet man die maximale Gesamtverletzungsschwere (MAIS = max. AIS, Tabelle 1, [1]) der verletzten Person, so zeigt sich auch hier eine Effizienz des Airbags (Abb. 5).

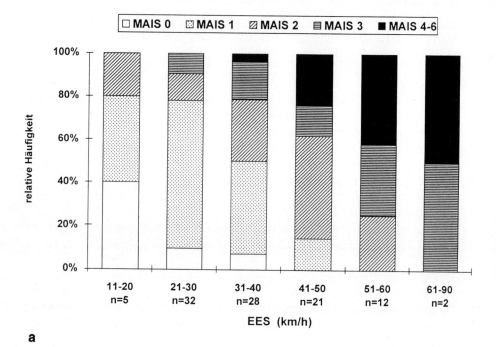

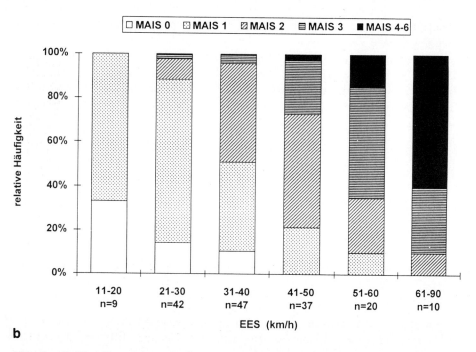

Abb. 2 a, b. Verteilung der maximalen Verletzungsschwere. Frontalkollision. **a** Fahrer nicht angegurtet (Baureihe = BR) ($n = 100$, BR 123). **b** Fahrer angegurtet ($n = 165$, BR 123)

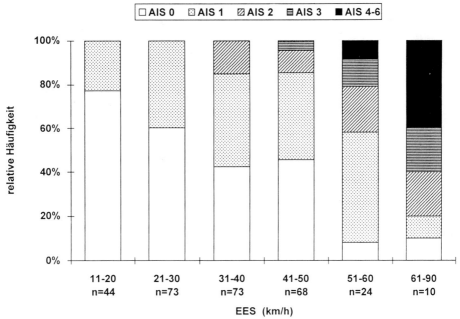

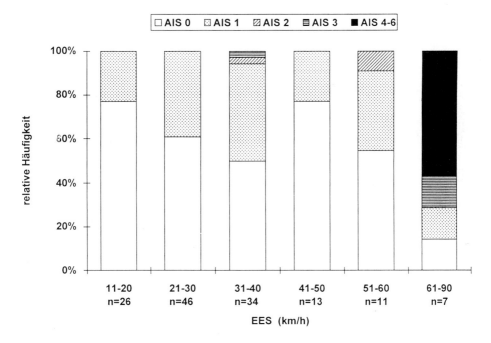

Abb. 3 a, b. Kopf- und Halsverletzungen, Frontalkollision. **a** Fahrer angegurtet ohne Airbag (*n* = 292, neue BR). **b** Fahrer angegurtet mit Airbag (*n* = 137, neue BR)

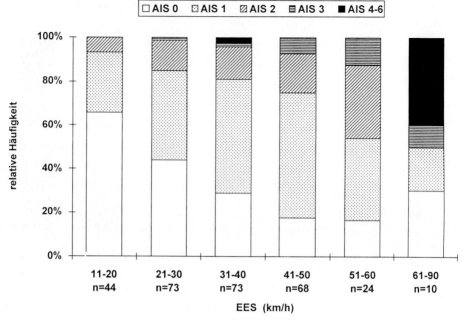

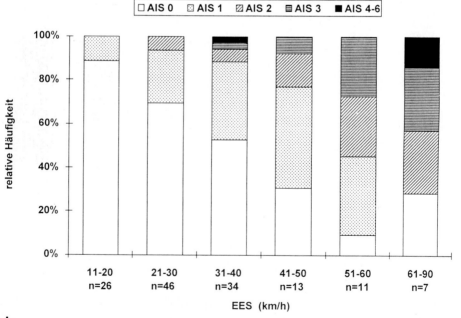

Abb. 4 a, b. Thoraxverletzungen, Frontalkollision. **a** Fahrer angegurtet ohne Airbag ($n = 292$, neuere BR). **b** Fahrer angegurtet mit Airbag ($n = 137$, neuere BR)

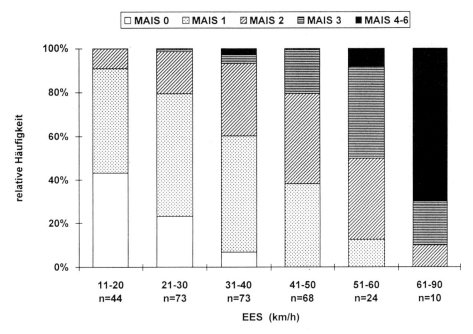

a

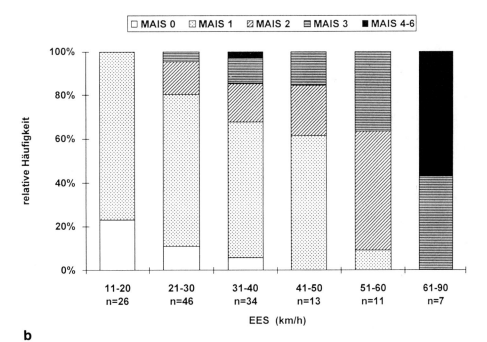

b

Abb. 5 a, b. Verteilung der maximalen Verletzungsschwere, Frontalkollision. **a** Fahrer angegurtet ohne Airbagauslösung. **b** Fahrer angegurtet mit Airbagauslösung ($n = 137$, neuere BR)

Tabelle 1. Beispiele zur Verletzungsschwere (Abbreviated Injury Scale)

Verletzungsschweregrad	Verletzungen
AIS 1	Leichte Verletzung (oberflächliche Wunde, Prellung, Nasenbeinfraktur, Fraktur einer Rippe)
AIS 2	Mäßige Verletzung (tiefe Wunde, Schädeltrauma mit Bewußtlosigkeit < 1 h, Brustbeinfraktur, Fraktur von 2–3 Rippen)
AIS 3	Schwere Verletzung (Schädeltrauma mit Bewußtlosigkeit von 1–6 h, Fraktur von > = 4 Rippen, Oberschenkelfraktur, Zwerchfellriß, Einriß des Sehnervs)
AIS 4	Sehr schwere Verletzung (Schädeltrauma mit Bewußtlosigkeit von 6–24 h, Magenperforation, traumatische Amputation oberhalb des Knies)
AIS 5	Kritische Verletzung (Schädeltrauma mit Bewußtlosigkeit > 24 h, Dickdarmperforation, Leberruptur, Herzmuskelperforation, Rückenmarkverletzung mit Querschnittlähmung)
AIS 6	Nicht überlebbare Verletzung (massive Schädelzertrümmerung, massive Thoraxzertrümmerung, Durchtrennung der Aorta, Durchtrennung des Rückenmarks oberhalb des 4. Halswirbels)

Airbagweiterentwicklungen aus der neueren Zeit wie ein sanfter Aufblasvorgang, eine geringere Airbagmasse durch unbeschichtetes Airbaggewebe und Airbags ohne Abströmöffnungen verringerten die Verletzungsgefahr bei atypisch sitzenden Personen durch den sich entfaltenden Airbag weiter.

Energieabsorbierende, nicht splitternde Innenraumausstattungen

- Ein Hartschaumelement im Fußraum trägt zur Reduzierung der Belastungsspitzen der unteren Extremitäten beim Frontalaufprall bei. Dies hat zur Folge, daß früher häufigere durch Prellschlag bedingte Kalkaneustrümmerfrakturen [5] sehr selten geworden sind.
- Verletzungsmildernde Maßnahmen bei der Gestaltung der Instrumententafel: Polstermaßnahmen, weit zurückgesetzte Kontur zur Vermeidung von Kopfkontakten des Beifahrers bzw. Beifahrerairbag.
- Polstermaßnahmen im Bereich der Türen und energieabsorbierende Armlehnen reduzieren die Belastung von Becken und Thorax beim Seitenaufprall.

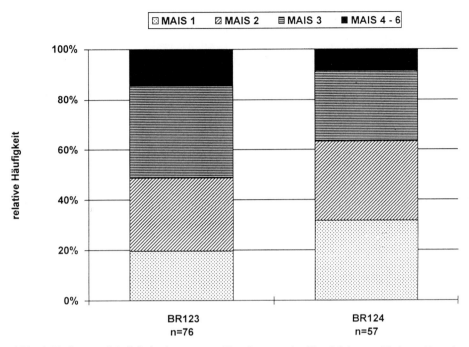

Abb. 6. Verletzungshäufigkeit. Angegurtete Frontinsassen im Vergleich verschiedener Baureihen, EES = 41–60 km/h

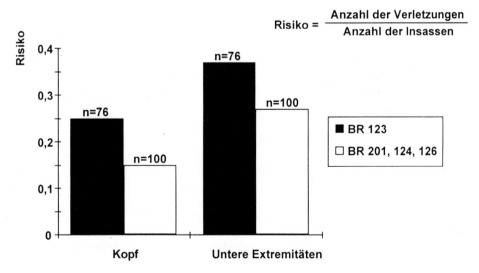

Abb. 7. Verletzungsrisiko. Angegurtete Frontinsassen im Vergleich verschiedener Baureihen, AIS 2+

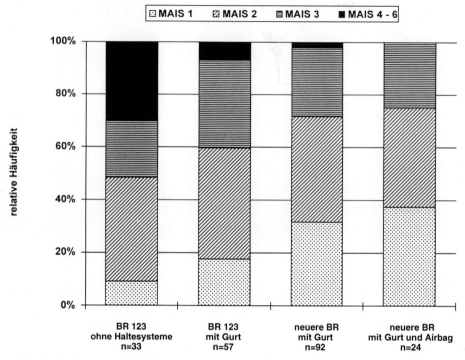

Abb. 8. Verteilung der maximalen Verletzungsschwere. Frontalkollision, Fahrer in verschiedenen Baureihen, EES = 41–60 km/h

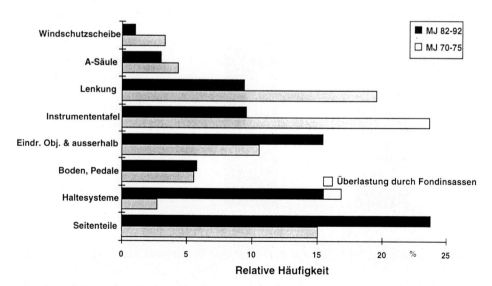

Abb. 9. Veränderung der Verletzungsursachen. Frontinsassen, schwere bis tödliche Verletzungen (AIS 3+), Modelljahre (MJ) 1970–1992

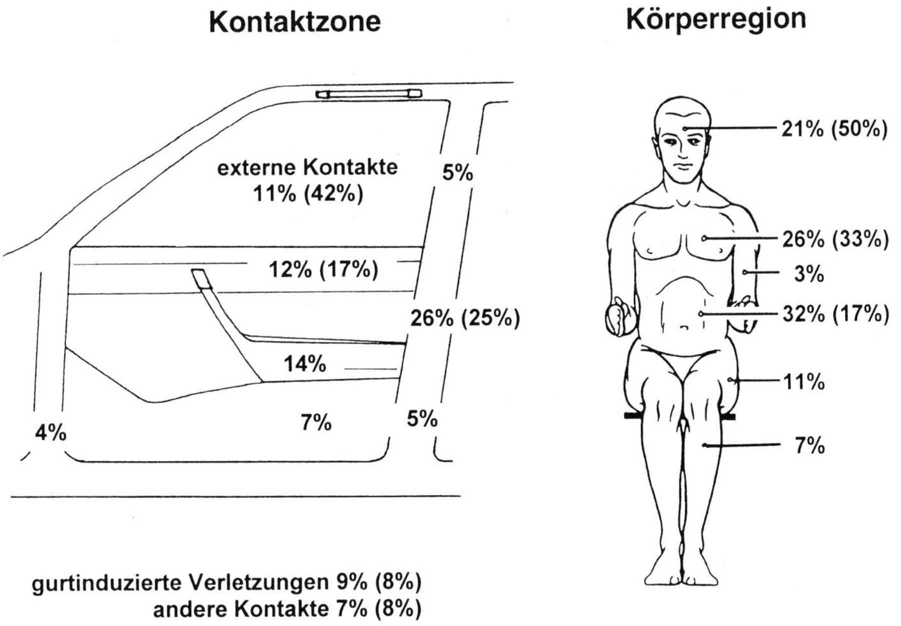

Kontaktzone　　　　　　　**Körperregion**

externe Kontakte 11% (42%)
5%
12% (17%)
26% (25%)
14%
4%
7%
5%

21% (50%)
26% (33%)
3%
32% (17%)
11%
7%

gurtinduzierte Verletzungen 9% (8%)
andere Kontakte 7% (8%)

Abb. 10. Verletzungen bei Seitenkollisionen [AIS 3+ (AIS 5+)]; 26 stoßnahe Insassen mit 57 Verletzungen der Schwere AIS 3+

Anhand der Beispiele ist zu erkennen, daß Sicherheit aus dem Zusammenspiel zahlreicher Details in Verbindung mit einem sicheren Fahrzeugkonzept besteht. Die folgenden Darstellungen zeigen die Wirksamkeit der Summe der Verbesserungen einer Fahrzeuggeneration gegenüber dem Vorgänger (Abb. 6–8). Eine Abnahme der Verletzungen der Schwere AIS 2 und höher (AIS 2+) um etwa 1/3 und der AIS 3+-Verletzungen um etwa die Hälfte ist erkennbar. Am deutlichsten ist die Abnahme lebensbedrohlicher Verletzungen (AIS 4+), wobei eine Prozentangabe hier wegen der sehr geringen Fallzahl nicht sinnvoll ist.

Mit zunehmender Ausschöpfung von Sicherheitsmaßnahmen für den Frontalaufprall trat der Seitenaufprall als Ursache schwerer Verletzungen stärker hervor (Abb. 8–11). Um auch das Verletzungsrisiko bei dieser Aufprallrichtung weiter zu verringern, ist bei Mercedes-Benz ein Seitenairbag in Entwicklung.

Aktive Sicherheit (Unfallvermeidung)

Am effektivsten für die Vermeidung von Verletzungen ist die Vermeidung von Unfällen. Hierfür wurde zwar von fahrzeugtechnischer Seite mit Fahrdynamiksystemen (z.B. ABS, ASD, 4matic) und Fahrwerken mit gutmütigem Fahrverhalten viel erreicht, wobei wir als Unfallforscher über „Beinaheunfälle" jedoch keine Informationen haben. Für eine zukünftige Verbesserung der aktiven Sicherheit im Straßenverkehr wird es nötig sein, nicht nur fahrzeugbezogene Systeme anzuwenden, sondern

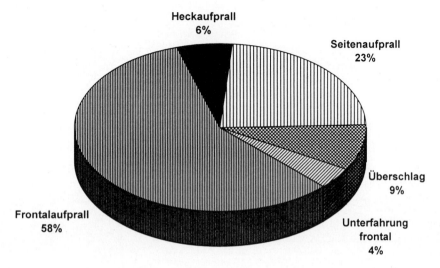

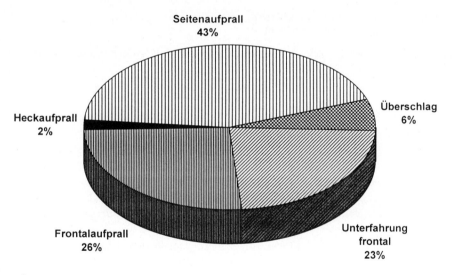

Abb. 11 a, b. Verteilung der Kollisionsarten. **a** Verletzte Insassen (MAIS 1+, $n = 726$ Fahrzeuge, BR 201, 124, 126, 140). **b** 59 Unfälle mit 62 tödlich verletzten angegurteten Insassen (BR 201, 124, 126, 140, 129)

auch verkehrssystembezogene Systeme, wie sie im europäischen Forschungsprojekt „Prometheus" geplant wurden [3], z.B. „Speed Keeping": Automatische Einhaltung einer zulässigen Höchstgeschwindigkeit; „Monitoring of Driver Condition": Überwachung des Wachheitszustands des Fahrers; „Intersection Control": Kreuzungsüberwachungssystem.

Literatur

1. The Abbreviated Injury Scale (1990) Revision. Association for the Advancement of Automotive Medicine (AAAM)
2. Brambilla L (1992) Sicherheitskomponenten für hohe Komfortansprüche: Die Rückhaltesysteme in der neuen S-Klasse von Mercedes-Benz. Vortrag bei Konferenz „Bag and Belt '92", 2. Internationales Akzo Symposium für Fahrzeuginsassen-Rückhaltesysteme, Köln
3. Dryselius B (1990) Prometheus, Progen Safety Group, Summary Report: Estimation of the Potential Safety Effects of Different Possible Prometheus-Functions. Stuttgart, June 1990
4. Zeidler F (1982) Die Analyse von Straßenverkehrsunfällen mit verletzten Pkw-Insassen unter besonderer Berücksichtigung von versetzten Frontalkollisionen mit Abgleiten der Fahrzeuge. Information Ambs, Kippenheim Dissertation, Techn. Univ. Berlin
5. Zeidler F (1985) Die Bedeutung der Verletzungen der unteren Extremitäten bei angegurteten Fahrern (Prellschlagsyndrom). Verkehrsunfall und Fahrzeugtechnik 5:141–143
6. Zeidler F (1986) Biomechanik und Passive Sicherheit – Aktueller Stand bei Daimler-Benz. Verkehrsunfall und Fahrzeugtechnik 7/8:191–196
7. Zeidler F (1994) Erfahrungen aus 25 Jahren Unfallforschung bei Mercedes-Benz. Vortrag bei Konferenz „Bag and Belt '94", 3. Internationales Akzo Nobel Symposium für Fahrzeuginsassen-Rückhaltesysteme, Köln
8. Zeidler F, Kallina I (1990) Strategien zur Erhöhung der Sicherheit von Pkw-Insassen. Verkehrsunfall und Fahrzeugtechnik 4:109–114

Änderung von Verletzungsmustern durch moderne Sicherheitssysteme aus Sicht der Rechtsmedizin

R. Mattern

Die Konzeption von Sicherheitssystemen impliziert Hypothesen zur Änderung des Verletzungsmusters

Moderne Sicherheitssysteme im Kfz sind dazu konzipiert und entwickelt worden, das Verletzungsmuster von Insassen zu ändern – natürlich, es zu reduzieren oder Verletzungen ganz zu verhindern. Den Konzeptionen liegen deshalb bereits Hypothesen über die angestrebten Veränderungen zugrunde. Diese Hypothesen basieren auf Überlegungen zu den mechanischen Ursachen von Verletzungen, die auf der Beobachtung des Unfallgeschehens unter den Aspekten Einwirkung, Energieübertragung auf den Körper und Verletzungsfolge aufbauen.

Da es höchst unterschiedliche Verletzungsmechanismen gibt, ist grundsätzlich zu erwarten, daß daran orientierte Sicherheitssysteme spezifische Schutzwirkungen entfalten. Gleichzeitig bringen sie durch Modifikation der Belastungsübertragung auf den Körper und durch die Beeinflussung der Insassenkinematik spezifische Belastungsrisiken mit sich, die im Vergleich zur Verletzungsreduktion vernachlässigbar sein müssen. Von der Schutzwirkung nicht beeinflußte Verletzungsmechanismen wirken wie ohne Schutzsystem und führen zu einer scheinbaren (relativen) Zunahme von Verletzungen, die ohne Schutzsystem nachrangige Bedeutung hatten (z.B. HWS-Verletzungen, Gliedmaßenverletzungen).

Der Schutzhelm ist ein Beispiel für ein spezifisches Schutzsystem: Er reduziert oder verhindert Kopfverletzungen, nicht aber Verletzungen an Rumpf und Gliedmaßen.

Der Sicherheitsgurt reduziert Brustkorb- und Bauchverletzungen, in gewissen Grenzen schützt er auch vor Kopf- und Gliedmaßenverletzungen, er zeigt seine volle Wirkung aber nur bei Frontalkollisionen, weiter verhindert er das Herausgeschleudertwerden bei Überschlagunfällen. Bei Seiten- und Heckaufprallen hilft er wenig.

Der Airbag wirkt ebenfalls bei der Frontalkollision verletzungspräventiv, sein Wirkungsspektrum deckt sich im wesentlichen mit dem des Sicherheitsgurts.

In Kombination mit dem Sicherheitsgurt gilt er als Fortschritt des Verletzungsschutzes.

Diese Fortschrittserwartung wird durch 2 traumatomechanische Präventionskonzepte begründet:

– Zum einen verhindert der Airbag besser als der Sicherheitsgurt den Kopfanprall bei der Frontalkollision, gleichzeitig schützt er auch besser vor Belastungen der HWS.

– Zum anderen überträgt der Airbag die mechanische Belastung – im Gegensatz zum Gurt – großflächiger auf den Brustkorb, so daß eine Reduktion gurttypischer Rippenfrakturen erwartet werden kann.

Medien und Hersteller haben die Überzeugung von der Überlegenheit des Airbagschutzes so eindrucksvoll vermittelt, daß immer mehr Autokäufer bereit sind, in diesen Fortschritt der passiven Fahrzeugsicherheit zu investieren, auch ohne daß der Gesetzgeber eine entsprechende Vorschrift erlassen und mit der Androhung eines Bußgelds versehen hat.

Ähnliche Fortschritte werden von Protagonisten der Fahrzeugsicherheit bereits für den Seitenairbag angekündigt: Sein Schutzkonzept basiert auf der Reduktion der Kopfseitwärtsbewegung bei der Seitenkollision, die kritische Belastungen der HWS mit sich bringen kann, der Verhinderung des Kopfaufpralls gegen Seitenstrukturen und der besseren Dämpfung des Rumpf- und Beckenanpralls gegen intrudierte Fahrzeugseitenstrukturen.

Methoden der Erfassung von Änderungen des Verletzungsmusters

Die Propagierung des Seitenairbags als Fortschritt des Seitenaufprallschutzes zeigt, daß bereits die theoretische Erwartung des Fortschritts ausreichen kann, neue Sicherheitssysteme zu entwickeln.

Natürlich hat man die Schutzwirkung von Seitenairbags bereits in Dummyversuchen oder in Computersimulationen getestet und dabei Fortschritte erkannt.

Dummytests und Computersimulationen

Dummytests und Computersimulationen sind unter diesen Aspekten Methoden des Nachweises einer Reduktion des Verletzungsrisikos. Dabei wird in Kauf genommen, daß Dummies nur in Grenzen geeignet sind, Verletzungsrisiken zutreffend einzuschätzen. Man begnügt sich in der Regel auch damit, solche Dummytests auf bestimmte typische Unfallkonstellationen (Frontalkollision mit und ohne Frontüberdeckung, Seitenkollision, Heckkollision, Überschlag) zu beschränken, die nur für einen Teil der Vielfalt des Unfallgeschehens repräsentativ sein können. Für Computersimulationen gelten ähnliche Einschränkunen hinsichtlich ihrer Validität zur Verletzungsprognose.

Traumatomechanische Untersuchungen an Leichen

Durch traumatomechanische Untersuchungen an Leichen kann der Einfluß moderner Sicherheitssysteme auf das Verletzungsrisiko vor Markteinführung wirklichkeitsnahe eingeschätzt werden, sie eignen sich auch zur Überprüfung der Validität der Aussagen von Dummytests während der Entwicklungsphase. Vermutete Steigerungen des Verletzungsrisikos durch Sicherheitssysteme werden auf diese Weise rechtzeitig erkannt. In den frühen 70er Jahren, vor Einführung der Gurttragepflicht, gab es Ärzte, die vor der Anwendung von Sicherheitsgurten warnten [5]. Untersuchungen an Leichen im Heidelberger Institut für Rechtsmedizin [11] haben zur Entkräftung solcher Bedenken beigetragen. Natürlich beschränkten sich diese Tests nur auf bestimmte Unfallkonstellationen (Frontalkollisionen bei Aufprallgeschwindigkeit zwischen 30 und 60 km/h). Sie waren nur geeignet, für diese häufigste Unfallkonstellation die Unbedenklichkeit der Sicherheitsgurte zu belegen.

Interdisziplinäre Unfallanalysen

Repräsentative Erfassung von Unfällen aller Schweregrade
Die beste Methode, Änderungen des Verletzungsmusters durch moderne Sicherheitssysteme zu beobachten, besteht in der sorgfältigen interdisziplinären repräsentativen Analyse von Unfallereignissen, die das Unfallgeschehen hinreichend genau und über längere Zeit beschreiben. Nur auf diese Weise können gleichartige Unfälle mit oder ohne Sicherheitssysteme beobachtet werden, so daß aus dem Vergleich Änderungen ersichtlich werden.

Diese Methode hat Herr Otte bereits vorgestellt. Die Unfalldatenbank der Unfallforschung Hannover ist in Deutschland hinsichtlich Repräsentativität und Detailliertheit der Analyse das beste Instrument, die Wirksamkeit moderner Sicherheitssysteme zu bewerten [9].

Erfassung tödlicher Unfälle
Die Erfahrungen rechtsmedizinischer Institute mit Änderungen des Verletzungsmusters durch moderne Sicherheitssysteme gründen v.a. auf der Untersuchung tödlicher Unfälle durch Obduktionen.

Unter der Schutzwirkung von Gurt und Airbag ist die Anzahl tödlicher Insassenunfälle stark zurückgegangen. Der Rechtsmediziner sieht deshalb nur noch eine bestimmte Selektion des tödlichen Unfallgeschehens:

– Unfälle ohne Benutzung von Sicherheitssystemen,
– Unfälle, bei denen keine Sicherheitssysteme benutzt wurden,
– Unfälle, bei denen Sicherheitssysteme versagt haben (selten),
– Unfälle, bei denen Sicherheitssysteme nicht wirken konnten (z.B. Gurte bei Seitenaufprall, Airbag und Gurt bei komplexen, mehrphasigen Unfallereignissen),
– „Katastrophenunfälle", bei denen die Wirksamkeitsgrenzen der Sicherheitssysteme überschritten waren,
– Unfälle, bei denen trotz Wirkung der Sicherheitssysteme wegen einer individuell niedrigen traumatomechanischen Belastbarkeit tödliche Verletzungen entstanden,
– Unfälle, bei denen unter der Wirkung von Sicherheitssystemen keine tödlichen Verletzungen entstanden, der Tod aber aus anderer Ursache eintrat („plötzlicher Tod am Steuer").

Diese Selektionsfaktoren werden durch einen weiteren Faktor überlagert: Die Selektion aus Sicht des Staatsanwalts, der Obduktionen vor allem dann anordnet, wenn ein Fremdverschulden in Betracht kommt. Wegen solcher Selektionsmechanismen steht zu befürchten, daß die Erfahrungen eines einzelnen rechtmedizinischen Instituts nicht ausreichen, allgemein gültige Feststellungen zur Änderung des Verletzungsmusters durch moderne Sicherheitssysteme zu treffen. Man muß sich auf Einzelfallbetrachtungen beschränken, da zu wenige Fälle vorliegen, die in den wesentlichen Variablen gleichgelagert sind.

Dabei ist unzweifelhaft, daß ein erheblicher Teil aus der Grundgesamtheit aller tödlichen Insassenunfälle an rechtsmedizinischen Instituten untersucht wird. Es läge daher nahe, die Befunde nach gleichen Kriterien zu erfassen und in einer gemeinsamen Datenbank abzulegen, ähnlich der Unfallforschung Hannover, deren Erkenntnisse hinsichtlich tödlicher Unfallereignisse auf einer relativ schmalen Basis stehen und deshalb wirksam ergänzt werden könnten. Unter diesem Gesichtspunkt wurde die Gesellschaft für Realunfallforschung (Sitz Heidelberg, Institut für Rechtsmedizin, Voßstr. 2) gegründet, der bisher 24 rechtsmedizinische Institute angehören. Um die Information der Unfalldynamik mit den Verletzungsbefunden zusammenführen zu können, ist eine Kooperation mit technischen Sachverständigen vorgesehen, die – wie die rechtsmedizinischen Institute – im Auftrag von Polizei und Staatsanwaltschaft zur Aufklärung derselben Fälle tätig werden.

Die Grundidee des Zusammenwirkens technischer Sachverständiger und rechtsmedizinischer Institute bei Erstellung dieser Datenbank liegt darin, daß ein Großteil der erforderlichen Daten für eine effiziente Unfallanalyse des tödlichen Unfallgeschehens ohnehin schon, im Auftrag und unter Finanzierung der Justiz, erhoben wurden. Der Aufwand, diese Daten zu ergänzen und in einer überregionalen Datenbank zusammenzufassen, wäre vergleichsweise gering – dennoch fehlt es bisher an einer Förderung des Projekts.

Spezielle forensische Aspekte

Moderne Sicherheitssysteme von Kraftfahrzeugen sind an rechtsmedizinischen Instituten unter folgenden weiteren speziellen Fragestellungen von Bedeutung:
– Nachweis, ob ein Sicherheitssystem benutzt wurde,
– Nachweis, ob ein Sicherheitssystem gewirkt hat,
– Prädiktion des Verletzungsmusters für hypothetische Unfallverläufe, wenn im konkreten Fall kein Sicherheitssystem zum Einsatz kam.

Nachweis der Wirkung von Sicherheitssystemen

Aus rechtlicher Sicht kann die Frage, ob ein Sicherheitssystem genutzt wurde, von entscheidender Bedeutung sein: Im Falle des Sicherheitsgurtes, dessen Nutzung vorgeschrieben ist, entfiele beispielsweise der Vorwurf der fahrlässigen Tötung, wenn nachgewiesen würde, daß der Tod bei Nutzung des Sicherheitsgurtes verhindert worden wäre. Im Zivilrecht führt das Nichtbenutzen des Sicherheitsgurtes zu einer Mithaftungsquote, wenn davon ausgegangen werden kann, daß bei Gurtbenutzung geringere oder keine Verletzungen entstanden wären. Die Frage der Beweislast ist in solchen Fällen prozeßentscheidend.

Bei solchen Fragestellungen ist es wesentlich, zwischen Nutzung des Sicherheitsgurtes und der Wirkung bei Nutzung zu unterscheiden.

Gurttypische Verletzungen
Aus medizinischer Sicht kann die Nutzung und Wirkung des Sicherheitsgurtes aus Verletzungen abgeleitet werden, die typischerweise durch den Gurt verursacht werden:

- Gurtprellmarke an Brust und Becken,
- Rippen-, Brustbein- und Klavikularfrakturen entsprechend des Gurtverlaufs,
- Gurttypische Wirbelsäulenverletzungen: Kombination von Wirbelvorderkantenbrüchen mit dorsalen Bandscheibenrissen und Zerreißungen oder Zerrungen des dorsalen Bandapparats.

Das Fehlen solcher Verletzungen schließt die Gurtbenutzung nicht aus – entscheidend sind die Intensität des Energieumsatzes, die Unfallart und die Sitzposition des Insassen, also die Voraussetzungen für eine erkennbare Gurtwirkung.

Hinweise auf Airbagwirkung können Schürfungen und/oder Hitzeveränderungen an Handrücken und Unterarmen sein; Schürfungen im Gesicht sind – ohne weitere Analysen – im Einzelfall dem Airbag nicht hinreichend sicher zuzuordnen (s. Beitrag Kuner et al., S. 118).

Spurenanalyse an Sicherheitssystemen
Die Schlußfolgerungen aus Verletzungsmustern sollten grundsätzlich durch Spurenanalysen an den Sicherheitssystemen und durch technische Untersuchungen ergänzt werden: Textil-, Haut- und Gewebeantragungen am Gurt, Übertragungen von Gesichtssekreten (Schweiß, Talg, Epithelien, Haare, evtl. Blut) auf den Airbag sind Möglichkeiten der Objektivierung der Nutzung von Sicherheitssystemen.

Technische Untersuchungen von Sicherheitssystemen auf Belastungsspuren
Auch durch technische Analysen der Sicherheitssysteme läßt sich oft ableiten, ob Sicherheitssysteme Energie auf Insassen übertragen haben. Typische Befunde können sein:

- Belastungsspuren am Gurtschloß und an Gurtbeschlägen,
- Hinweise auf Gurtbanddehnungen.
- Deformationen an Kopfstützen,
- Deformationen von Front- und Seitenstrukturen im Fahrzeuginneren.

Die quantitative Analyse solcher technisch-mechanischer Spuren erlaubt – wenn auch in Grenzen – Rückschlüsse auf die Intensität der Belastung des Insassen.

Prädiktion des Verletzungsmusters beim hypothetischen Unfallablauf

Nicht nur Rechtsmediziner, auch ärztliche Kollegen anderer Fachdisziplinen und Sachverständige der Ingenieurswissenschaften oder der Unfallmechanik werden in Gerichtsverfahren mit typischen Fragen konfrontiert, die Detailwissen über Änderungen der Verletzungsmuster durch moderne Sicherheitssysteme betreffen. Es handelt sich vor allem um Fälle, in denen der erwartete Verletzungsschutz von Rückhaltesystemen ausblieb – entweder, weil sie nicht oder nicht optimal funktionierten (Airbagversagen, Gurtversagen, Gurtlose), für die Unfallart aus kinematischen Gründen nicht wirken konnten oder tatsächlich nicht benutzt wurden.

Im Falle der Nichtbenutzung des Sicherheitsgurtes z.B., die zivilrechtlich eine anteilige Mithaftung begründet, strafrechtlich zur Entlastung von dem Vorwurf der fahrlässigen Tötung führen kann, wenn die Nichtbenutzung für die Verletzungsfolge von rechtsrelevanter Bedeutung war, ist die schwierige Frage zu klären, welche Verletzungen durch den Sicherheitsgurt im tatsächlichen Falle vermieden worden wären.

Die Beantwortung solcher Fragen setzt umfassende traumtomechanische Detailkenntnisse voraus: Der Hinweis auf die statisch nachgewiesene Verletzungsreduktion durch Sicherheitssysteme hilft nur dann weiter, wenn man eine Reihe von Unfallereignissen vorweisen kann, die in engen Grenzen dem zu beurteilenden Fall gleichen. Es geht v.a. um folgende Beurteilungskriterien:

1. Kollisionsgeometrie
2. Kollisonsdynamik
3. Fahrzeugtyp, Ausstattung
4. Sicherheitssystem
5. Traumatomechanische Belastbarkeit des Insassen:
   – Alter
   – Körpergröße/Gewicht
   – Konstitution/Trainingszustand
   – krankhafte Einschränkungen der traumatomechanischen Belastbarkeit

Auch in großen Unfalldateien wird man nur einzelne Fälle finden, die in diesen Variablen mit einem konkreten Begutachtungsfall übereinstimmen.

Und selbst wenn diese Daten vorhanden wären, bliebe immer noch die Frage offen, welcher Anteil der Kollisionsenergie auf den Insassen übertragen wurde: Für das Verletzungsrisiko ist allein die mechanische Belastung am Körper selbst entscheidend – und diese kann in wesentlichem Maß von der Sitzposition des Insassen in Relation zum Sicherheitssystem abhängen, von seiner Reaktion oder Nichtreaktion auf das Unfallereignis, von der Muskelanspannung und sogar von physiologischen Größen, etwa die Atemstellung des Brustkorbs, der Magenfüllung und sogar der Blutfüllung des Herzens und der großen Gefäße in Systole oder Diastole.

Als Gutachter vor Gericht steht man unter der Pflicht, seine Schlußfolgerungen nach bestem Wissen und Gewissen abzugeben. Dazu gehört die kritische Selbstprüfung, ob die wesentlichen traumatomechanischen Einflußgrößen im konkreten Fall beurteilt werden können: Nach meiner Erfahrung werden nicht selten auf unzureichenden Grundlagen prozeßentscheidende Schlüsse gezogen, etwa, indem statistische Erkenntnisse in unzulässiger Weise auf konkrete Fälle bezogen werden.

Die Erfahrung eines ungewöhnlichen Obduktionsfalls hat mich für diese Problematik sensibilisiert.

Tod nach Bagatellunfall trotz Sicherheitsgurt

Es handelt sich um einen Bagatellunfall einer 21jährigen Frau, der nach aller Erwartung hätte verletzungsfrei ausgehen müssen. Sie war angegurtet und prallte mit ihrem Peugeot 204 auf einen Mercedes 190 D. Der Mercedes zeigte keine wesentlichen Beschädigungen; die Aufprallgeschwindigkeit wurde auf 10–15 km/h geschätzt.

Nach dem Aufprall stieg die junge Frau aus, sprach mit dem Mercedesfahrer und räumte die Schuld an dem Unfall ein. Wenige Minuten danach kollabierte sie. Der herbeigerufene Notarzt stellte einen Herzstillstand fest und führte 1 1/2 h lang erfolglose Reanimationsmaßnahmen durch. Als Todesursache vermutete er eine Subluxation der HWS mit spinalem Schock. Bei der Obduktion waren weder an der HWS noch am Rückenmark Verletzungen erkennbar. Erst bei der Präparation der Vertebralarterien fanden sich in Höhe der Atlasschlinge Einblutungen in die Hüllschichten. Die rechte Wirbelsäulenarterie war thrombosiert.

Durch den Befund der Blutungen an der Atlasschleife der Vertebralarterie waren Verletzungen adventitieller Blutgefäße belegt. Als Ursache des raschen Bewußtseinsverlusts kam bei diesem Befund eine Durchblutungsstörung des Hirnstamms in Betracht, ausgelöst durch zerrungsbedingte Spasmen der Vertebralarterien. Die histologische gesicherte Thrombose konnte als Folge der Blutstase interpretiert werden.

Verletzungen an den Vertebralarterien werden auch bei Obduktionen nicht regelmäßig erfaßt, denn die Präparation dieser Blutgefäße ist außerordentlich aufwendig. Sie erfolgt in der Regel nur bei speziellen Fragestellungen, etwa im Rahmen prospektiver Studien.

Deshalb fehlt es an zuverlässigen Erkenntnissen über die Häufigkeit dieser Verletzung in Abhängigkeit zur Unfallkonstellation.

Noch größer ist der Mangel an Kenntnissen über Verletzungsmechanik und Belastbarkeitsgrenzen von Blutgefäßen, Nerven, Muskelspindeln und Propriorezeptoren an der HWS, deren Verletzung – etwa im Rahmen eines sog. Schleudertraumas – Ursache für langdauernde Beschwerden sein können.

Prädiktion des Kopfverletzungsrisikos aus Belastungswerten am Schädel

Die Problematik, aus der Größe der mechanischen Belastung auf die Verletzungsfolge zu schließen, läßt sich auch für häufige, relativ einfache Verletzungen demonstrieren, etwa am Beispiel der Schädelfraktur:

Die Abb. 1 zeigt den Zusammenhang zwischen Schädelfratkur und dem „Head Injury Criterion" (HIC), dem international am meisten gebräuchlichen Kennwert zur Beurteilung des Verletzungsrisikos von Kopf und Gehirn. Der HIC-Wert leitet sich aus der Beschleunigung im Schwerpunkt des Kopfes ab. Als Grenzwert gilt der HIC 1000. Bei Überschreiten dieses Belastungswertes ist mit einem überwiegenden Risiko für lebensbedrohliche Kopf- und Gehirnverletzungen zu rechnen. Die Daten

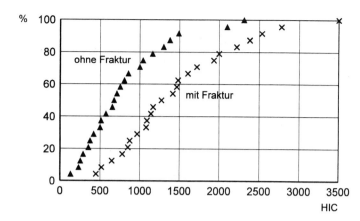

Abb. 1. Belastungswerte am Schädel und Schädelfrakturrisiko. (Nach [10])

basieren auf Leichenuntersuchungen aus der Literatur [10]. Es zeigt sich, daß bereits ab einem HIC-Wert von 450 Frakturen auftreten können, andererseits in Einzelfällen aber auch 5fach höhere Belastungen ohne Fraktur bleiben. Ursache für diese ausgeprägte Streuung sind individuelle Unterschiede der mechanischen Belastbarkeit des Schädels, die vom Ort der Belastung und den dort gegebenen anatomischen Strukturen abhängen. Im Einzelfall kommt es deshalb entscheidend auf die individuelle Belastbarkeit und den Ort der Krafteinleitung am Kopf an.

Prädiktion des HIC aus der Kollisionsgeschwindigkeit

Der HIC-Wert ist bei der Analyse von Unfallereignissen im Straßenverkehr nicht bekannt. Es gibt auch keine probate Rechenvorschrift, ihn aus der Geschwindigkeitsänderung bei der Kollision zu rekonstruieren. Damit bleibt nur die Möglichkeit, die Beziehungen zwischen Unfalldynamik, Kopfbelastung und Verletzungsrisiko experimentell zu ermitteln. In Abb. 2 sind die Zusammenhänge zwischen Geschwindig-

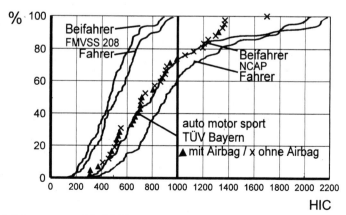

Abb. 2. HIC-Werte bei Fahrzeugtests. (Nach [4])

keitsänderung und HIC-Wert für Fahrzeugkollisionstests mit Dummies aufgelistet: Es handelt sich um 3 verschiedene Testgruppen mit folgenden Kollisionsbedingungen:

– Tests nach dem „Federal Motor Vehicle Safety Standard 208" (FMVSS 208) der US-Regierung.
Frontalaufprall gegen ein unnachgiebiges Hindernis, 100% Frontüberdeckung, Dummies auf Fahrer- und Beifahrerseite, Airbagschutz (Daten nach [4]).
– Tests nach dem „New Car Assessment Program" (NCAP) der US-Verkehrsbehörde. Testbedingungen wie bei FMVSS 208, Aufprallgeschwindigkeit jedoch 35 m/h (Daten nach [4]).
– Tests des TÜV Bayern, publiziert von „Auto Motor Sport" [3]. 60° Frontalaufprall mit 50% Frontüberdeckung, Aufprallgeschwindigkeit 55 km/h. Dargestellt nur die Dummyfahrerwerte, teils mit Gurt als Rückhaltesystem, teils mit Gurt und Airbag.

Es zeigt sich, daß unter den FMVSS 208-Testbedingungen alle Fahrzeuge den Grenzwert HIC 1000 unterschreiten. Unter den NCAP-Bedingungen erfüllen nur etwa 60% der Fahrerdummies und etwas mehr als 70% der Beifahrerdummies das Kriterium HIC 1000.

Unter den Testbedingungen von „Auto Motor Sport" gleichen die HIC-Werte der Fahrer im wesentlichen denen der Beifahrer der NCAP-Tests. Die niedrigsten Werte wurden unter der Rückhaltewirkung von Airbags erzielt.

Es ist hervorzuheben, daß sich die HIC-Werte in den besten Fahrzeugen von denen in den schlechtesten Fahrzeugen etwa um den Faktor 4–5 unterscheiden.

Dies bedeutet für die Prädiktion des Verletzungsrisikos im konkreten Fall, daß neben der Geschwindigkeitsänderung beim Aufprall auch den Testbedingungen und dem Fahrzeugtyp große Bedeutung beigemessen werden muß. Bei Prädiktionen ist darüber hinaus zu beachten, daß Dummy-HIC-Werte bei Testwiederholungen unter identischen Bedingungen Schwankungen des HIC-Wertes von ± 30–40% zeigen können (zit. nach [7]).

Traumatomechanische Forschung zur Optimierung von Sicherheitssystemen

Die Optimierung von Sicherheitssystemen ist auf traumatomechanische Erkenntnisse angewiesen, die für bestimmte Fragestellungen nur durch Belastungen von Leichen gewonnen werden können. Das Heidelberger Institut für Rechtsmedizin ist eines der wenigen Institute, die solche Untersuchungen durchführen. Rechtsmedizinische Institute sind für diese Forschung geeignet, weil sie Leichen zur Verfügung haben, die ohnehin zu sezieren sind.

Traumatomechanik ist eine eigenständige interdisziplinäre Grundlagenwissenschaft, die hinsichtlich ihrer Existenzberechtigung mit Forschungen an Leichen im Rahmen klinischer und anatomischer, auch rechtsmedizinischer Sektionen und mit der Organtransplantation verglichen werden kann [8].

Ethische und rechtliche Voraussetzungen traumatomechanischer Forschung

Die ethischen und rechtlichen Voraussetzungen traumatomechanischer Untersuchungen an Leichen sind in den letzten Monaten heftig und kontrovers diskutiert worden. Die Akademie für Ethik in der Medizin und die Ethikkommission des Klinikums der Universität Heidelberg haben festgestellt, daß solche Untersuchungen ethisch gerechtfertigt sind, wenn sie zu Fortschritten der wissenschaftlichen Erkenntnis führen, die den Schutz vor Verletzungen fördern und wenn diese Erkenntnisse nicht auf andere Weise in vergleichbarer Zeit erreicht werden können [12].

Diese ethischen Voraussetzungen wurden für folgende 4 Forschungsprojekte als erfüllt angesehen:

- Bestimmung neuer Schutzkriterien für den menschlichen Kopf,
- Untersuchung der Kinematik und Dynamik der Halswirbelsäule bei der Heckkollision,
- Deformation des Brustkorbs unter der Schutzwirkung von Airbag und Gurt,
- Traumatomechanik der unteren Gliedmaßen bei der Frontalkollision.

Rechtliche Voraussetzungen sind entweder ein Leichenvermächtnis, oder die Zustimmung der Hinterbliebenen, weiter im Falle einer beschlagnahmten Leiche, die zusätzliche Zustimmung der Staatsanwaltschaft, die von der Interferenz der Obduktionsziele der gerichtlichen Obduktion mit den traumatomechanischen Untersuchungszielen abhängt.

Die wissenschaftlichen Erkenntnismöglichkeiten traumatomechanischer Forschung sollen durch kurze Erörterung eines dieser Projekte dargelegt werden.

Deformation des Brustkorbs unter der Schutzwirkung von Airbag und Gurt

Ausgangspunkt ist die Abschätzung des Verletzungsrisikos des Brustkorbs beim Frontalaufprall, der häufigsten Unfallart. Standardmeßgröße der heute üblichen Dummies ist seit Jahren die Beschleunigung im Schwerpunkt des Brustkorbs. Diese Information war schon für den Vergleich der Schutzwirkung verschiedener Sicherheitsgurtsysteme mangelhaft. Beim Einsatz von Airbags zeigte sich, daß die Brustbeschleunigung für die Differenzierung der erheblichen Unterschiede der Belastungsmechanik von Airbag und Sicherheitsgurt ungenügend ist.

In der Studie soll untersucht werden, ob die Verformung des Brustkorbs besser geeignet ist, das Verletzungsrisiko des Brustkorbs zu bestimmen, als die Brustkorbbeschleunigung, oder ob eine geeignete Kombination beider Methoden die Prädiktion des Verletzungsrisikos verbessern. Damit wäre eine Methode validiert, mit der zuverlässigere Schutzkriterien festgelegt werden könnten. Die Feinabstimmung zwischen Airbag und Sicherheitsgurt könnte im Dummyversuch weiterentwickelt und eine Steigerung der verletzungspräventiven Eigenschaften erreicht werden.

Für die Deformation als Verletzungskriterium sprechen plausible Überlegungen.

Der Airbag führt zu einer flächenhaften Belastung mit geringer Deformation der vorderen Brustwand, während unter der Gurtwirkung umschriebene aber tiefere Deformationen entstehen. Diese Belastungsunterschiede zeigen sich auch in der Lo-

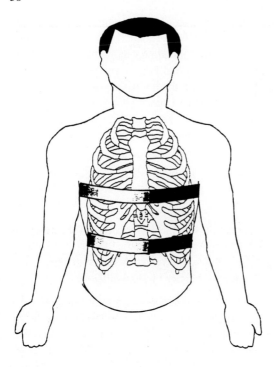

Abb. 3. Chestband zur Visualisierung der Brustdeformation. (Nach [2])

kalisation von Rippenfrakturen: beim Airbag eher an den Brustkorbflanken, beim Gurt entlang seines Verlaufs.

Daß die Brustbeschleunigung kein hinreichendes Maß für die Deformation sein kann, wird am Beispiel der statischen Kompression leicht verständlich: Wenn man die vordere Brustwand eines am Boden liegenden Menschen hinreichend stark belastet, können alle Rippen brechen, ohne daß im Brustkorbschwerpunkt eine Beschleunigung registriert wird.

Deshalb wurde nach besseren Meßsystemen für die Deformation des Brustkorbs gesucht. Im Rahmen des Forschungsprojekts soll das seit 5 Jahren in USA entwickelte Brustkorbband (Chestband) [1, 2] auf seine Eignung als Meßvorrichtung für die Deformation untersucht werden (Abb. 3). Das Brustkorbband ist ein hochentwickeltes elektronisches Meßinstrument, das es ermöglicht, die Konturen des Brustkorbs in Querebenen kontinuierlich während der Belastung zu registrieren.

Bei der traumatomechanischen Untersuchung wird die Leiche in einer Fahrzeugteilkarosserie in Sitzposition gebracht. Zur Messung der Belastung werden 2 Chestbänder wie Gürtel um den Brustkorb gelegt, weiter werden an der Wirbelsäule und am Kopf Beschleunigungselemente befestigt.

Die Abb. 4–5 zeigen die Visualisierung der Brustkorbdeformation unter der Einwirkung von Gurten, Airbag und der Kombination beider Schutzsysteme unter jeweils gleichen Kollisionsbedingungen bei 3 verschiedenen Leichen [6].

In Abb. 4 erkennt man die umschriebene gurtinduzierte Deformation der vorderen Brustwand, die nach etwa 60 ms ihr Maximum von etwa 6,4 cm erreicht.

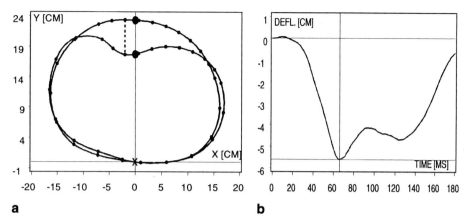

Abb. 4 a, b. Frontalkollision, 48 km/h, 52 Jahre, weiblich, Dreipunktgurt (16%). Brustkorbdeformationen in Höhe der 4. Rippe unter Gurteinwirkung. **a** Thoraxkontur oben. **b** Deformation

In Abb. 5 zeigt sich, unter der großflächigen Wirkung des Airbags, eine gleichmäßige, insgesamt wesentlich geringere Deformation der vorderen Brustwand, die nach etwa 100 ms ein Maximum von nur 2 cm erzielt.

Unter der kombinierten Wirkung von Gurt und Airbag schließlich (Abb. 6) tritt die gurtinduzierte Deformation in ähnlicher Intensität auf, wie bei der Schutzwirkung des Gurts alleine.

Aus dieser Analyse läßt sich ableiten, daß das Ziel, durch Zusammenwirken von Gurt und Airbag zu einer optimalen Lastverteilung zu kommen, noch nicht erreicht ist. Konzepte der Abstimmung liegen in der Variation der Gurtbanddehnung, der Begrenzung der Gurtkraft, der Festlegung der Entfaltungsdynamik und der Größe des Airbags.

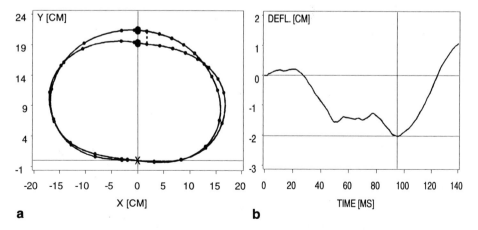

Abb. 5 a, b. Frontalkollision, 49 km/h, 25 Jahre, männlich, Airbag. Brustkorbdeformation in Höhe der 5. Rippe unter Airbagwirkung. **a** Thoraxkontur oben. **b** Deformation

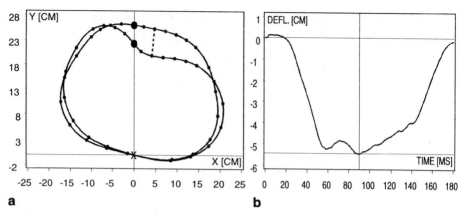

Abb. 6 a, b. Frontalkollision, 48 km/h, 32 Jahre, männlich, Dreipunktgurt und Airbag. Brustkorbdeformation in Höhe der 4. Rippe unter kombinierter Wirkung von Gurt und Airbag. **a** Thoraxkontur oben. **b** Deformation

Literatur

1. Eppinger R (1989) On the development of a deformation measurement system and its application toward developing mechanically based injury indices. Proc 33rd Stapp Car Crash Conference. US Department of Transportation National Highway Traffic Safety Administration, Washington DC, USA, pp 21–28
2. Eppinger R, Morgan R, Khaewpong N (1994) On the development of a deformation measurement system for developing thoracic injury criteria. Auto & Traffic Safety, vol 1. US Department of Transportation National Highway Safety Administration, Washington DC, USA, pp 11–21
3. Hack G (1994) 50mal berührt. Auto und Sicherheit. auto motor sport 19:130–164
4. Hackney R (1991) The effects of FMVSS No. 208 and NCAP on safety as determined from crash test results. 13th International Technical Conference on Experimental Safety Vehicles, vol 2. US Department of Transportation National Highway Traffic Safety Administration, Washington DC, USA, pp 993–1021
5. Herzog W (1976) Tod durch Gurt? Gute Fahrt 5:25
6. Kallieris D, Stein KM, Mattern R, Morgan R, Eppinger R (1994) The performance of active and passive driver restraint systems in simulated frontal collisions. 38th Stapp Car Crash Conference. Society of Automotive Engineers, Warrendale/PA, USA
7. Kallina I, Zeidler F, Scheunert D (1993) Safe or unsafe in road accidents? Can the question be anwered by comparing crash test results? TÜV-Kolloquium Vergleichende Crashtests in der EG. TÜV Rheinland, S 95–104
8. Mattern R (in Vorbereitung) Traumatomechanische Forschung an Leichen – Ist sie wissenschaftlich stringent? Springer, Berlin Heidelberg New York Tokyo, Heidelberger Jahrbücher Bd XXXVIII
9. Otte D (1990) Comparison and realism of crash simulation, test and real situations for the biomechanical movements in car collisions. Proc 34th Stapp Car Crash Conference. Society of Automotive Engineers, Warrendale/PA, USA, pp 329–347
10. Prasad P, Mertz H (1993) The position of the United States Delegation to the ISO Working Group 6 on the use of HIC in the automotive environment. In: Backaitis SH (ed) Biomechanics of impact injury an injury tolerances of the head-neck complex. Society of Automotive Engineers, Warrendale/PA, USA, pp 373–383

11. Schmidt G, Kallieris D, Barz J, Mattern R, Schulz F (1978) Belastbarkeitsgrenze und Verletzungsmechanik des angegurteten Fahrzeuginsassen. Schriftenreihe der Forschungsvereinigung Automobiltechnik e.V. (FAT) Nr. 6, Frankfurt/M
12. Wellmer H (in Vorbereitung) Zum Umgang mit der Leiche in der Medizin. Springer, Berlin Heidelberg New York Tokyo, Ehtik in der Medizin

Risikoakzeptanz in der modernen Gesellschaft

E. Kowalski

War es früher besser?

Ozonloch, Tschernobyl und Seveso – mit wenigen Worten kann man ein düsteres Bild der modernen Zivilisation evozieren. Dabei war die Lebenserwartung nie so hoch, die Säuglingssterblichkeit nie so tief, die Sorge zur Umwelt nie so ausgeprägt wie heute. Was stimmt nun eigentlich? War es früher besser, als man „im Gleichgewicht mit der Natur" lebte – oder bestand das vielgepriesene Gleichgewicht nur im Ertragen von naturgegebenen Hungersnöten und Epidemien?

Statistische Angaben (vgl. etwa die ausgezeichnete Übersicht [7]) belegen eine endeutige Verbesserung der meisten Indikatoren der Lebensqualität. Die durchschnittliche Lebenserwartung eines neugeborenen Kindes, die in vorgeschichtlichen Zeiten um 18 Jahren und im Römischen Reich unter 30 Jahren lag, betrug in der Schweiz der Jahrhundertwende 47 Jahre, stieg 1920 auf 56 Jahre, 1940 auf 64,4 und 1980 auf 75,9 Jahre. Die globale Sterberate nahm in der Schweiz von fast $2.500 \cdot 10^{-5}$ pro Jahr (Wert 1870) über $1.200 \cdot 10^{-5}$ pro Jahr um die Zeit des zweiten Weltkriegs auf heute $920 \cdot 10^{-5}$ pro Jahr ab. Standen bei 20jährigen Frauen vor 60 Jahren Infektionskrankheiten mit rund 60% an der Spitze der Statistik der Todesursachen, so findet man sie heute bei wenigen Prozenten ([7], S. 58/59 – das Bild beginnt sich jedoch wegen AIDS wieder zu verschlechtern).

Die hohe Lebenserwartung äußert sich bereits in der drohenden „Überalterung" der Gesellschaft – die Gratulationssendung des Schweizer Radios für betagte Mitbürger, die in den 60er Jahren knapp 5 min vor den Mittagsnachrichten beanspruchte, mußte wegen Zunahme der bald 100jährigen Kandidaten in die ruhige Sendezeit des Vormittags verschoben werden, weil sie oft 1/2 h dauert. Die Situation in der Schweiz ist repräsentativ für moderne Industriegesellschaften. Die hohe Lebenserwartung und insbesondere die zugrundeliegende tiefe Säuglingssterblichkeit sind offensichtlich am stärksten mit der Intensität der medizinischen Betreuung, dem Bildungsstand und dem Energieverbrauch pro Kopf der Bevölkerung korreliert [12] – also mit den Errungenschaften der Moderne. Offensichtlich ist unsere technisierte Lebensweise der Gesundheit durchaus zuträglich.

Doch die Technik hat auch ihre negativen Seiten. Der Verkehr fordert seinen Tribut, zentralisierte Produktionsanlagen haben ein größeres lokales Gefahrenpotential, und man kann sich katastrophale Szenarien von künftigen globalen Umweltschäden ausmalen. Die Gesamtbilanz ist zwar nach wie vor positiv – das Bild, das wir uns von den heutigen Risiken machen, ist aber mehrheitlich negativ. Man darf ohne Übertreibung vom „Unbehagen in der technischen Zivilisation" sprechen. Offensichtlich ist unser Gefühl für die Wahrnehmung, Bewertung und den Vergleich verschiedener Risiken recht trügerisch.

Zum Begriff des Risikos

In der Umgangssprache wird der Begriff „Risiko" im Sinne einer qualitativen Umschreibung drohender Gefahr verwendet, zu Schaden zu kommen. Das Risiko umfaßt bereits umgangssprachlich also einerseits die Komponente der Eintretenswahrscheinlichkeit des Schadens (es kann etwas passieren) und andererseits die Komponente der Schadengröße. Auch der Fachbegriff des Risikos orientiert sich an diesen beiden Komponenten, die jedoch im Sinne einer mathematischen Wahrscheinlichkeit und eines meßbaren Schadensumfangs quantifiziert werden. Versicherungstechnisch werden 2 Risiken als gleich bezeichnet, wenn das Produkt der entsprechenden Eintretenswahrscheinlichkeiten und Schäden jeweils gleich ist. Die Multiplikation hat über das Definitorische hinaus auch eine praktische Bedeutung – die Praxis zeigt nämlich, daß z.B. Brände mit großem materiellen Schaden seltener vorkommen als solche mit kleinem Schaden und das Produkt der Häufigkeit und Schadensgröße für einen weiten Schadenbereich nahezu konstant ist und als „Brandrisiko" bezeichnet werden kann. Diese Feststellung gilt auch für verschiedene andere Risikenbereiche.

Der zweidimensional umschriebene Begriff des Risikos hat ein ebenfalls zweidimensionales Gegenteil – die Chancen, um derentwillen eine risikobehaftete Tätigkeit erst aufgenommen wird. Auch die Chance kann als Produkt aus der Eintretenswahrscheinlichkeit eines erwarteten Nutzens bzw. Gewinns und dessen Größe verstanden werden. Dem Nutzen bzw. Gewinn steht der Schaden im Sinne der Kosten gegenüber. Ein zweiter Begriffspol drängt sich auf – derjenige der Sicherheit als Gegenteil zur Wahrscheinlichkeit. Es ist bezeichnend für unsere Scheu vor der im Einzelnen unberechenbaren Zukunft, daß wir mit dem gleichen Begriff „Sicherheit" umfassender auch das Fehlen von Gefahr bezeichnen (Risikofreiheit).

Erfahrung und Zukunftsangst

Für das Verständnis der Risikoperzeption von Bedeutung ist noch eine kurze Beschäftigung mit dem Begriff der Wahrscheinlichkeit. Diese kann sich entweder auf historische Erfahrungen beziehen oder aber einen reinen, oft spekulativ bestimmten Erwartungswert darstellen. Über die gesundheitlichen Folgen verschiedenster zivilisatorischer Tätigkeiten beispielsweise bestehen lange in die Vergangenheit reichende Aufzeichnungen, welche die Zahl der im Verlaufe eines Jahres eingetretenen Unfälle, Verletzungen, Erkrankungen u.ä. erfassen und regional oder nach anderen Gesichtspunkten gegliederte Häufigkeiten der jeweiligen Schäden ergeben. Diese sind durch die Erfahrung gut abgesichert und können als zutreffende Extrapolationsbasis für die Zukunft angesetzt werden. Bei Risikoanalysen technischer Produkte und Systeme (Aufzüge, Flugzeuge, Kernkraftwerke, aber auch Medikamente) geht es andererseits darum, die Wahrscheinlichkeiten für eventuelle Schäden klein zu halten und negative Erfahrungen möglichst auszuschalten, so daß die Eintretenswahrscheinlichkeiten nicht als geschichtlich erhärtete Häufigkeiten bestimmt werden können, sondern nur als mathematisch-logisch berechnete Werte.

Dieser psychisch wichtige Unterschied zwischen einer geschichtlich erfahrenen Häufigkeit und einer spekulativ befürchteten Eintretenswahrscheinlichkeit resultiert auch aus der unterschiedlichen Optik der Wahrnehmung des gleichen Risikos durch das Kollektiv und das Individuum. Das intellektuell erfaßbare gesellschaftliche Risiko von tödlichen Verkehrsunfällen mit einer Häufigkeit von 1:4.000 pro Jahr und Verkehrsteilnehmer etwa stellt sich für den betroffenen individuellen Verkehrsteilnehmer wegen der „Nichtwiederholbarkeit" des Unfalls als ein „Alles-oder-nichts-Ereignis" mit der mental nicht nachvollziehbaren Wahrscheinlichkeit von 1:4.000 pro Jahr dar.

Dieser Umstand sowie die Tatsache, daß der Durchschnittsmensch kaum quantitativ zu denken pflegt, erklären vermutlich, warum wir den Schaden an sich meist gut zu beurteilen vermögen, warum unser Sensorium für die Wahrnehmung der Wahrscheinlichkeit aber nur mangelhaft ausgebildet ist. Die oben angegebene Häufigkeit von tödlichen Straßenunfällen bedeutet z.B., daß in der Schweiz jährlich etwa 1.250 Personen getötet werden. Dies ist noch vorstellbar. Gleichwertige Angaben für das gleiche Unfallrisiko – wie etwa die Sterbewahrscheinlichkeit von 0.00025 pro Jahr, 1:1.000.000 pro Fahrstunde oder 1:50.000.000 pro Fahrkilometer, Verkürzung der Lebenserwartung um 77 Tage oder Erhöhung des (übrigen) Todesfallrisikos um 20% ähnlich – bleiben ohne intellektuelle Anstrengung jedoch unverständlich.

Katastrophen in homöopathischen Dosen sind zuträglicher

Hat der Mensch wenig Sensorium für kleine Wahrscheinlichkeiten, so hat er ein wohl entwickeltes für große Schäden, Großunfälle und Katastrophen, bei denen hunderte von Leuten ihr Leben gelassen haben, nehmen wir sehr bewußt zur Kenntnis, im Gegensatz zu den häufigeren Kleinunfällen, welche die Öffentlichkeit in ihrer Summe kaum berühren, 269 Tote beim Absturz eines PANAM-Flugzeugs 1988 oder auch „nur" 131 Tote beim Flugabsturz vom 8. September 1994 bei Pittsburgh sind in gewisser Hinsicht mehr „wert", als Zehntausende von Verkehrstoten jährlich auf europäischen Straßen. Schiffsuntergänge, Bergwerksunfälle, Vulkanausbrüche, Erdbeben, Überschwemmungen und Hurrikane dominieren die Vorstellung des durch die Medien informierten Bürgers von den prägenden Gefahren und Todesursachen unserer Zeit.

Dabei ist es nur ein kleiner Bruchteil der totalen Schadensumme, der den Großunfällen zuzurechnen ist. Der eigentliche Schaden resultiert aus vielen kleinen, unspektakulären Vorkommnissen, die in die Berichterstattung der Medien kaum Eingang finden. Die statistische Übersicht (Tabelle 1) über die Häufigkeit der Todesunfälle in den USA illustriert die Situation (nach [6], S. 150 ff).

Die Unfälle – große und kleine zusammengerechnet – machen nur 6% der Gesamtsterblichkeit aus. Nur 1,5% der Unfalltoten ist dabei den Großereignissen zuzurechnen, wovon rund 9/10 den Naturkatastrophen und 1/10 den zivilisatorischen Ursachen. Von den zivilisatorischen Großunfällen dominieren bezüglich ihres Beitrags zur Gesamtzahl der jeweiligen Todesfälle Flugzeugabstürze (18%), Bergbau (7%) und Großbrände (3%) – kleinere Beiträge leistet die Schiffahrt (1%) und die Bahn (0,8%). Im motorisierten Verkehr ereignen sich dagegen nur 0,035% der Todesfälle bei Großunfällen (Carfahrten!), den weitaus größten Beitrag leistet der Individualverkehr.

Tabelle 1. Häufigkeit der Todesfälle (USA)

Todesursache	Todesfälle pro 10^5 Einwohner und Jahr
„Großereignisse" (> 10 Tote)	
• Naturereignisse	1
• Zivilisatorische Unfälle (Technik)	0,032–0,22
„Individualereignisse" (< 10 Tote)	
• Kleinunfälle	58
• Krankheiten	696
• Totschlag, Selbstmord	199
Gesamtsterblichkeit	954

Die subjektive Wahrnehmung des Risikos

Zwischen der – mehr oder weniger korrekten – objektiven Erfassung eines Risikos und seiner subjektiven Wahrnehmung durch die Gesellschaft oder ein Individuum besteht ein großer Unterschied. Es gibt zahlreiche Untersuchungen darüber, warum vergleichbare Risiken subjektiv unterschiedlich empfunden und bewertet werden. Einleitend haben wir auf die Problematik der Quantifizierung hingewiesen sowie auf den psychologisch entscheidenden Unterschied zwischen der Häufigkeit von sich wiederholenden und der Wahrscheinlichkeit von prognostizierten singulären Ereignissen.

Auch die versicherungstechnisch und im gesellschaftlichen Maßstab allgemein sinnvolle Multiplikation der Wahrscheinlichkeit und der Tragweite des Schadens zum skalaren Wert des Risikos befriedigt individuell-psychologisch nicht: Seltene große Schäden werden als schwerer bewertet als häufige kleine und ab einer gewissen Schadengröße wünschen wir für diese Schadensart die praktisch nicht realisierbare Wahrscheinlichkeit „Null". So erwartet die Gesellschaft, daß schädliche Veränderungen etwa der klimatischen Bedingungen oder das Ausrotten von Tierarten mit Sicherheit unterbleiben. Der aus technischen Wahrscheinlichkeitsrechnungen resultierende Begriff des „Restrisikos" für Kernkraftwerke, dessen Kleinheit zeigen sollte, wie vernachlässigt dieses Risiko eben ist, entwickelte sich zum gesellschaftspolitischen Reizwort. Die Gesellschaft erwartet kein „Restrisiko", sondern eine absolute Sicherheit – wie in den sonstigen Bereichen des Lebens. Obwohl die Techniker schnell bereit sind, über die streng wissenschaftlich nicht erfüllbaren Ansprüche an eine „absolute" Sicherheit und über die „Irrationalität" der subjektiven Risikoperzeption zu lächeln, darf man nicht vergessen, daß Schäden, welche im globalen Ausmaß irreversibel sind (Klimaänderung) oder großregional die menschliche Existenz langdauernd in Frage stellen können (befürchtete Auswirkungen von KKW-Unfällen à la Tschernobyl) eine andere Dimension aufweisen, als große materielle Katastrophen oder hohe aber individuell verteilte Sterblichkeit (Verkehr!).

Wie groß die Unterschiede im Maßstab sind, mit dem die Gesellschaft objektiv als gleich beurteilte Risiken subjektiv bewertet, das zeigt sich deutlich, wenn man die

Tabelle 2. Aufwand pro gerettetes Leben

Maßnahme	Kosten in US-$ pro „gerettetes Leben"	Realisiert?
Allgemeine Impfungen dritte Welt	100	Nein
Bessere Abschirmung Röntgengeräte (USA, 1970)	3.600	Ja
Lebensmittellieferungen an 3. Welt	5.000	Zum Teil
Gebärmutterschmiertest (Krebsvorsorge)	25.000	Zum Teil
Sicherheitshelm für Motorradfahrer (USA)	50.000	Zum Teil
Künstliche Niere	200.000	Zum Teil
Branddetektoren in Privathäusern (USA)	200.000	kaum
Fehlerstromschalter in Privathäusern (NL)	2.000.000	nein
Flugverbot für DC-10 nach Unfall 1979	30.000.000	Ja
Neue Hochhaus-Bauvorschriften (UK)	100.000.000	Ja
Wasserstoffrekombinatoren in den KKW	3.000.000.000	Ja

marginalen Sicherheitskosten auflistet, d.h. die Kosten verschiedener Sicherheitsvorkehren, dividiert durch potentielle Todesfälle, welche durch sie verhindert worden sind (Tabelle 2), nach [6], (S. 116).

Die Zahlenpyramide spiegelt die gesellschaftlichen Prioritäten wieder. Maßnahmen zur Reduktion von unfreiwillig übernommenen technischen Risiken werden realisiert, auch wenn sie pro zusätzlich gerettetes Leben exorbitant teuer sind. Wirksamere und billigere Maßnahmen, die aber individuelles Handeln erfordern würden, werden seltener realisiert. Zum Vergleich sind 2 Maßnahmen angeführt, welche die 3. Welt betreffen, wo das menschliche Leben oft kaum gesichert ist und wo deshalb die marginalen Kosten pro gerettetes Leben noch sehr tief sind.

Komponenten der subjektiven Risikoperzeption

Im vorhergien Abschnitt sind einige Gründe aufgezählt worden, warum vergleichbare Risiken subjektiv anders empfunden und bewertet werden. Die Ergebnisse von eingehenderen Untersuchungen zu diesem Thema zeigen einige wiederkehrende Konstanten (vgl. einmal mehr [6], S. 128 ff).

Vertrautheit mit dem Risiko

Ein wichtiger Einflußfaktor bei der Beurteilung des Risikos ist die Vertrautheit mit der drohenden Gefahr. Unvertrautes wird als gefährlicher empfunden denn Vertrautes und wir fürchten uns wesentlich mehr vor einem Skorpion als vor einem Bienenstich. Insbesondere die Publizität in den Medien lenkt unser Interesse auf fremdartige, uns persönlich nicht bekannte Gefahren, die wir dementsprechend überbewerten. Umgekehrt besteht die Gefahr, daß die Gewöhnung an eine bekannte Gefahr sogar zur Abstumpfung und einer starken Unterbewertung des Risikos führt (die sprichwörtliche Leiter mit der zerbrochenen 3. Sprosse!). Außerdem neigt der Mensch bei einem unausweichlichen Gefahrenpotential (z.B. Teilnahme am Straßenverkehr) dazu, das ein-

Tabelle 3. Unfallstatistik der 10 gefährlichsten Positionen

Tätigkeit oder Technologie	Gemäß Statistik	Studenten	Frauen- organisatoren	Geschäfts- leute
Rauchen	1	3	4	4
Alkohol	2	7	6	5
Automobil	3	5	2	3
Feuerwaffen	4	2	3	1
Elektrische Energie	5	19	18	19
Motorrad	6	6	5	2
Schwimmen	7	30	19	17
Chirurgie	8	11	10	9
Röntgenstrahlung	9	17	22	24
Eisenbahn	10	23	24	20

gegangene Risiko bewußt zu negieren, um psychischen Konflikten auszuweichen. In jedem Falle kann man ganz generell feststellen, daß an den Schutz gegen neue, noch unbekannte Gefahren strengere Maßstäbe angelegt werden, als an den Schutz vor einer gleich großen, jedoch bereits bekannten Gefahr.

In einer Pionierstudie haben Fischhoff et al. [5] den angesprochenen Effekt psychometrisch sehr schön nachweisen können. Dabei wurden verschiedene Personengruppen gebeten, 30 Tätigkeiten bzw. Technologien nach dem (subjektiv) empfundenen Gefahrenpotential einzustufen. Die Tabelle 3 gibt die Rangierung der gemäß Unfallstatistik gefährlichsten 10 Positionen wieder.

Stark unterbewertet werden die Risiken eingeführter Technologien (elektrischer Strom, Eisenbahn) und vertrauter Tätigkeiten (Schwimmen). In der gleichen Befragung wurde die Kernenergie – für die auch heute, nach Tschernobyl, keine eigentlichen statistischen „Erfahrungswerte" vorliegen – sowohl von den Studenten wie von den Frauen als am risikoreichsten beurteilt und auf Platz 1 gesetzt (von den Geschäftsleuten auf Platz 8). Diese erste Untersuchung ist verschiedentlich mit ähnlichen Resultaten wiederholt worden.

Akute und chronische Wirkung

Ebenso werden akute Probleme wie etwa Fischsterben als bedrohlicher empfunden denn chronische bzw. verzögerte Wirkungen (z.B. die Bodenvergiftung). In das gleiche Kapitel gehört die Gleichgültigkeit, mit der die Bevölkerung trotz aller Verbalbekenntnisse zum Umweltschutz dem Treibhauseffekt gegenübersteht – eine drohende, irreversible Klimaänderung wegen der Verbrennung fossiler Brennstoffe wird als weniger risikoreich eingestuft als die Probleme der Entsorgung radioaktiver Abfälle aus der anderen energetischen Großtechnologie, der Kernenergienutzung. Hier dürften 2 Effekte mitspielen: Einerseits wirkt sich das angesprochene Problem der Großunfälle (s. oben) aus, die bei der Kerntechnik befürchtet werden, wogegen die dezentrale Verbrennung die Atmosphäre in „unscheinbaren Dosen" belastet. Andererseits ist bei den fossilen Treibstoffen der individuelle Nutzen für jeden Automobilisten sofort ersichtlich und führt zur Verdrändung des nur intellektuell erfaßbaren kollektiven Risikos einer in ferner Zukunft liegenden Klimaänderung.

In einem Fall wird das latente Risiko einer künftigen Gefahr jedoch höher eingestuft als die akute Auswirkung, und zwar bei den verzögert auftretenden Gesundheitsschäden, etwa der Karzinogenese oder der Mutagenese. Die Aversion gegenüber der Schädigung des Erbguts ist aus der ethischen Dimension der Verantwortung gegenüber den künftigen Generationen unmittelbar zu verstehen; daß die Furcht vor einer in mehreren Jahren evtl. zu erwartenden Krebserkrankung jedoch oft größer ist, als die Angst vor einem sofortigen Tod, ist rational weniger leicht nachzuvollziehen.

Freiwillig eingegangene und aufgezwungene Risiken

Das Beispiel der Überbewertung der Karzinogenese diverser Substanzen (vgl. etwa [4]) gegenüber potentiell akuten Vergiftungserscheinungen zeigt, daß auch die Art des drohenden Schadens die Perzeption des Risikos beeinflußt. Verschiedene Krankheiten werden als verschieden schwer empfunden, ebenfalls werden verschiedene Todesursachen als mehr oder weniger „angenehm" beurteilt [13]. Auch das Alter, Geschlecht, Beruf, persönliche Betroffenheit etc. der Person spielen ein Rolle. Den größten Unterschied macht jedoch aus, ob man ein Risiko freiwillig eingeht oder ob einem die Gefahr – subjektiv gesehen – aufgezwungen wird.

Seit der klassischen Arbeit von Starr [14] gilt als gesichert, daß freiwillig ein rund 1000mal höheres Risiko toleriert wird, als wenn man das Gefühl hat, von anderen zur Übernahme des Riskos gezwungen zu sein (der Faktor 10^3 wird allerdings bezweifelt). Je anonymer der Zwang und je weniger man sich für die Situation verantwortlich fühlt, um so empfindlicher reagiert man. Die höhere Toleranz für freiwillig eingegangene Risiken hängt einerseits mit dem Gefühl der Beeinflußbarkeit der selbstgewählten Tätigkeit zusammen (als Autolenker fühlt man sich sicherer denn als Beifahrer), andererseits ist die Kopplung an den individuellen Nutzen ersichtlicher. In diesen Mechanismen liegt der Ursprung der Aversion gegen alle technischen, gesellschaftlich bedingten Risiken, gegen die „Chemie" (was man darunter auch verstehen mag), Kernenergie, Kehrichtverbrennung und Hormone im Kalbfleisch, wogegen man die höheren Risiken des Rauchens, des Individualverkehrs oder einer rassigen Skiabfahrt bedenkenlos akzeptiert.

Entkopplung des Riskos vom Nutzen

Die zitierte Arbeit von Starr [14], welche zum ersten Mal die Komponente der Freiwilligkeit beleuchtete, war eigentlich dem Zusammenhang zwischen dem eingegangenen Risiko und der als angemessen empfundenen Entlohnung verschiedener gefährlicher Arbeiten (z.B. Bergbau) gewidmet. Erwartungsgemäß besteht eine Korrelation, wenn auch keine einfache. Für die Akzeptanz zivilisatorischer Risiken von Bedeutung ist, daß der zugeordnete Nutzen oft nicht realisiert wird. Ein wichtiger Grund hierfür dürfte in der konsequenten Arbeitsteilung der technischen Zivilisation liegen, welche der Gesellschaft verwehrt zu ermessen, wovon sie eigentlich lebt.

Die extreme Arbeitsteilung drückt sich im „kollektiven Unverständnis der Grundlagen des Wohlstandes" aus [8]. Wer – außer den jeweiligen Spezialisten – verfügt heute über die Kenntnisse und Fähigkeiten, die zur Herstellung der uns umgebenden Annehmlichkeiten des Lebens, ja des Allernotwendigsten nötig wären? Es ist nicht die Kenntnis der technischen, wissenschaftlichen und organisatorischen Zusammenhänge, welche den zivilisierten Menschen auszeichnet, sondern die Fähigkeit, die von anderen hervorgebrachten Artefakte zu benützen, Geräte zu bedienen und Systeme zu steuern, ohne im geringsten zu wissen, welche Mechanismen aktiviert, welche physikalischen Gesetzmäßigkeiten dabei genutzt werden. Es drängt sich der Begriff der „Drucktastenzivilisation" auf – der Mensch versteht seine künstlich erschaffene Welt nur bis zum nächsten Steuerelement, meist einer Drucktaste. Er drückt auf die Taste des Fernsehers, Telefons, Lifts, Computers, der Waschmaschine und Klimaanlage, betätigt die Pedale und Hebel seiner Automobile und Druckknöpfe seiner Spraydosen, ohne sich Rechenschaft darüber abzulegen, wie die ganze, irgendwie magische Welt der Technik hinter der sichtbaren Drucktastengrenze eigentlich funktioniert. In dieser Entkopplung der Nutzung vom Verstehen liegt der tiefere Grund für viele Probleme der Gegenwart, nicht zuletzt auch für die verzerrte Risikoperzeption.

Entkopplung des Sicherheitsstrebens von den tatsächlichen Risiken

Die Tatsache, daß sich die Gesellschaft und ihre wissenschaftlichen Institutionen mit zunehmender Intensität mit dem Thema „Risiko" beschäftigen und auseinandersetzen, ist vielen Autoren aufgefallen. Beck [1] gab einer Monographie gar den Titel „Risikogesellschaft" und diagnostizierte die Produktion von Risiken – welche die materiellen Produktivkräfte des technisch-ökonomischen Fortschritts zunehmend überschatteten – als das eigentliche Merkmal der postindustriellen Moderne.

Lübbe [11] stellt die Frage, ob das in der Bevölkerung wachsende Sicherheitsverlangen ein Hinweis auf objektiv wachsende Risiken der moderenn Existenz sei, und verneint sie entschieden: „... die Risiken der Lebensverbringung (scheinen) heute eher geringer als früher zu sein." Die Risikoempfindlichkeit der Gesellschaft hat sich von den tatsächlichen Gefahren weitgehend entkoppelt und führt ein Eigenleben: „Das Sicherheitsverlangen wächst mit der Höhe des erreichten technischen und sozialen Sicherheitsniveaus." Als Grund für dieses Phänomen führt Lübbe an erster Stelle die Tatsache an, daß wir zunehmend in einer künstlichen, durch den Menschen selbst hervorgebrachten Welt leben, was unsere Bereitschaft zur klaglosen Hinnahme von (ehedem natürlichen) Lebensrisiken verkleinert. Vereinfacht gesagt, können natürliche Risiken stets einer außerhalb der Gesellschaft stehenden höheren Macht angelastet werden, wogegen es dem Mensch widerstrebt, die Verantwortung für selbstgemachte Risiken zu übernehmen – auch wenn diese kleiner sind als diejenigen der „natürlichen" Lebensweise. Ein weiterer Grund dürfte in der Diskrepanz zwischen dem uns medial zugänglichen großen Informationsraum und dem kleinen Handlungsraum, der dem Kollektiv oder gar dem Individuum zur Verfügung steht. Auch das Nachlassen der sozialen Kontrolle sowie die abnehmende Prognostizierbarkeit der Zukunft in einer multikulturellen, permissiven Gesellschaft führen zur Intensivierung von Unsicherheitserfahrungen. Aus den gleichen Quellen speist sich das Verlangen, das Risiko der Nutzung neuer Technologien durch eine minutiöse Analyse aller ihrer Nebenwirkungen und Einflüsse auf soziale, kulturelle, wirtschaftliche und ökologische Systeme zu untersuchen, bevor die Technologie freigegeben werden soll – ein illusorisches Verlangen, dessen Realisierung mit den Mitteln des „technology assessment" versucht wurde [9].

Gesellschaft und die Ethik der wissenschaftlichen Verantwortung

Die dargestellte Situation ist unbefriedigend, jedoch kaum zu ändern. Nach anfänglichen technokratischen Versuchen, die Gesellschaft an die quantitative Risikodenkweise der Naturwissenschaft zu gewöhnen, hat man realisiert, daß die breite Öffentlichkeit Risiken anders beurteilt als ein Physiker oder ein Ingenieur und daß sie Recht auf ihre Subjektivität hat. Die subjektive Komponente der Risikowahrnehmung, die „soziale Verträglichkeit" eines Projekts oder einer Technologie, wird heute als ein gegebener Faktor betrachtet, der nur langfristig zu verändern ist und den man deshalb bei der Projektplanung oder der Wahl technischer Optionen in Betracht ziehen muß.

Oft ist man zwar geneigt, die Schuld den Medien zuzuweisen, welche Katastrophenmeldungen bevorzugen und stereotype „suggestive Gewißheiten" über zivilisatorische Risiken pflegen. In der Tat läßt sich mit der Angst Geschäft machen. Deutsch (1988) bemerkt, daß ein sehr bekannter deutscher Zukunftsforscher ihm gegenüber zugegeben hat, „er habe bewußt die negativen Annahmen einseitig übertrieben, damit sich seine Bücher besser verkauften". Zu erwähnen ist, daß die Bücher tatsächlich Bestseller geworden sind. Verschiedene Autoren haben die Mechanismen der „medialen Angstindustrie" analysiert (vgl. [2, 4, 15]). Auch wenn das Vorgehen der Medien oft verantwortungslos ist, wäre es zu einfach, den Grund für verzerrte Risikowahrnehmung einzig darin zu suchen – die Medien geben letzten Endes nur die ohnehin bestehenden Vorurteile der Gesellschaft wieder.

Die Technik und Wissenschaft realisieren vielmehr zunehmend, daß sie die vorhandenen Werte der Gesellschaft respektieren müssen, ohne die Gesellschaft aus einer Position des „wir wissen es besser" zu ihrem Glück zu zwingen [10]. Grundsätzlich genügte zum Treffen von gesellschaftlichen relevanten Entscheidungen zwar der politische Konsens, unabhängig davon, auf welchem Wege er zustandekommt. Die Ethik des Wissenschaftlers verlangt jedoch, die Gesellschaft auf die Folgen ihrer politischen Entscheidungen möglichst objektiv aufmerksam zu machen und dort zu warnen, wo sich anhand von politisch plausiblen aber fachlich falschen Überlegungen Entscheide abzeichnen, welche den eigentlichen Zielen der Gesellschaft zuwiderlaufen.

Übertrieben formuliert, wäre es etwa durchaus „demokratisch", über ein Programm zur Förderung von Perpetuum mobile zu machen. Hier ist der wissenschaftliche Unsinn klar – es gibt aber viele Problemstellungen, wo die technische Machbarkeit und die sonstigen Implikationen für die Allgemeinheit und die sie repräsentierenden Politiker nicht so klar ersichtlich sind. Deshalb ist für risikobehaftete Entscheide der Forschungs- und Technologiepolitik die Bereitstellung von fachlich sauberen Entscheidungsgrundlagen so eminent wichtig – was dann die Politik daraus macht, entzieht sich zwar dem Einfluß des Fachmanns, entbindet ihn aber nicht von der Verantwortung, seine Informationen der politischen Öffentlichkeit möglichst wirksam zugänglich zu machen. Aus dieser Überlegung resultiert die Suche nach politisch fruchtbaren Formen der Diskussion der Akzeptanz bestimmter technisch-wissenschaftlicher Lösungen und Projekte oder ganzer Technologie- und Wissenschaftszweige. In jedem Fall ist es notwendig, beharrlich darauf hinzuweisen, welcher Nutzen welchen zivilisatorischen Risiken gegenübersteht und wie die letzteren weiter reduziert werden können – aber auch darauf, auf welche materiellen und sozialen Errungenschaften die Gesellschaft verzichten müßte, wenn sie das Risiko Null anstreben würden – denn „No risk is the highest risk of all" [16].

Literatur

1. Beck U (1986) Risikogesellschaft. Suhrkamp, Frankfurt/Main
2. Benarde MA (1989) Our precarious habitat. Wiley & Sons, New York
3. Deutsch KW (1988) Interview. In: Geschäft mit der Angst. Wochenbericht Bank Julius Bär, Zürich 1993/5
4. Efron E (1984) The apocalyptics. Simon & Schuster, New York
5. Fischhoff B, Slovic P, Lichtenstein S (1978) How safe is safe enough? Policy Sci 9:127–152
6. Fritzsche AF (1986) Wie sicher leben wir? TÜV Rheinland, Köln
7. Fritzsche AF (1992) Wie gefährlich leben wir? TÜV Rheinland, Köln
8. Kowalski E (1975) Die Magie der Drucktaste. Econ, Wien Düsseldorf
9. Kowalski E (in Vorbereitung) Möglichkeiten und Grenzen des Technology Assessment. Schweizerischer Wissenschaftsrat, Bern
10. Kowalski E, Issler H (1990) Promotion of acceptance of nuclear waste disposal as an objective of NAGRA's Public Relations Programm. Proc of the Symposium on Waste Management, Tucson AZ
11. Lübbe H (1989) Sicherheitskultur – Unsicherheitserfahrung in der modernen Gesellschaft. In: Tschirky H, Suter A (Hrsg) Wieviel Sicherheit braucht der Mensch? Verlag der Fachvereine an den schweizerischen Hochschulen und Techniken, Zürich, S 5–29
12. Sagan LA, Afifi AA (1979) Health and economic-development factors affecting mortality. In: Goodman GT, Rowe WD (eds) Energy risk management. Academic Press, London New York, pp 139–167
13. Slovic P, Lichtenstein S, Fischhoff B (1979) Images of disaster: Perception and acceptance of risks from nuclear power. In: Goodman GT, Rowe WD (eds) Energy risk management. Academic Press, London New York, pp 223–245
14. Starr C (1969) Social benefits vs. technological risk. Science 165:1232–1238
15. Weart SR (1988) Nuclear fear. Harvard University Press, Cambridge (Mass) London
16. Wildavsky A (1979) No risk is the highest risk of all. Am Sci 67/1:32–37

Verletzungen des Herzens und der herznahen Gefäße infolge eines stumpfen Thoraxtraumas

M. Zehender, A. Geibel und H. Just

Einleitung

Das stumpfe Thoraxtrauma zählt zu den häufigsten Verletzungsarten bei Insassen von unfallbeteiligten Kraftfahrzeugen. In Abhängigkeit von Art und Stärke des Traumas kann es dabei auch zu Verletzungen des allgemein durch den knöchernen Thorax gut geschützten Herzens und der herznahen großen Gefäße kommen (Abb. 1). Die Häufigkeit einer kardialen Beteiligung wird in der Literatur sehr unterschiedlich angegeben und liegt meist zwischen 4–21% [6, 13, 16, 33, 35, 39], reicht in einzelnen Studien aber durchaus bis 70% [25, 40, 43]. Ursächlich für diese z.T. sehr unterschiedlichen Angaben sind insbesondere bei leichteren und mittleren Traumata die häufig nur passager nachweisbaren Schädigungszeichen, die Abhängigkeit des Nachweises entsprechender Schädigungszeichen vom jeweils angewandten Untersuchungsverfahren (EKG, Echokardiogramm, invasive Diagnostik etc.) und nicht zuletzt die Schwere der Polytraumatisierung des Patienten, sowie die Zielsetzung der entsprechenden Studie die unabhängig von einander sowohl das Bewußtsein, als auch die zur Verfügung stehende Zeit und den diagnostischen Aufwand zur Erfassung kardiovaskulärer Schädigungszeichen bestimmen [2, 19]. Schwere Verletzungen des Herzens und der herznahen Gefäße im Rahmen eines unfallbedingten stumpfen Thoraxtraumas sind demgegenüber mit < 2% im aktuellen Patientengut weitaus seltener und weisen mit zunehmender Verfügbarkeit moderner Rückhaltesysteme wie Sicherheitsgurt und Airbag eine weitere Häufigkeitsabnahme auf, sollte jedoch aufgrund ihrer meist unmittelbar lebensbedrohlichen Konsequenzen auch gegenwärtig nicht unterschätzt werden. Im folgenden sollen die einzelnen bei unfallbedingten stumpfen Thoraxtraumata häufiger

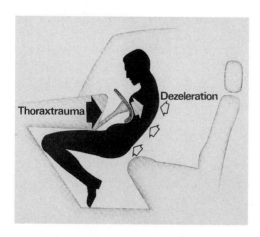

Abb. 1. Stumpfes Thoraxtrauma ausgelöst durch eine Steuerradverletzung im Rahmen eines Kraftfahrzeugunfalls

Tabelle 1. Verletzungen des Herzens und der großen herznahen Gefäße infolge eines stumpfen Thoraxtraumas bei Verkehrsunfällen

Myokard	Kontusion
	Herzrhythmusstörungen
	Ruptur (Septum)
	Aneurysma
Perikard	Ruptur
	Hämoperikard
	Pneumoperikard
	Perikarditis
Klappen	Ruptur
	Sehnenfadenabriß
	Papillarmuskelabriß
Koronararterien	Thrombose
	Zerreißung
	Dissektion
	Fistelbildung
Thorakale Aorta	Ruptur
	Dissektion

auftretenden Verletzungen des Herzens und der herznahen Gefäße (Tabelle 1) im einzelnen dargestellt werden.

Herzkontusion

Die Mehrzahl aller Herzverletzungen infolge eines stumpfen Thoraxtraumas lassen sich unter dem Begriff der Herzkontusion zusammenfassen. Das klinische Bild einer solchen Herzkontusion ist gekennzeichnet durch seine Vielfältigkeit, den häufig transienten Charakter entsprechender Schädigungszeichen und nicht selten auch dem protrahierten Auftreten derselben spät nach dem eigentlichen Unfallgeschehen, seinerseits meist bedingt durch zunehmende Blutungen ins Myokard oder durch eine entsprechende Ödembildung im Myokard. Auch pathologisch-anatomische Befunde bestätigen die Vielfältigkeit kardialer Schädigungsformen bei dieser Verletzungsart [6, 7, 9]. Die klinische Relevanz einer Herzkontusion wird an der Tatsache deutlich, daß 1/4 aller entsprechend diagnostizierten Patienten infolge dieser Herzkontusion spezifische Therapiemaßnahmen erfordern wie kürzlich in einer Arbeit von Waxmann et al. [40] gezeigt werden konnte. In der gleichen Untersuchung wurde aber auch deutlich, daß bei der Mehrzahl der Patienten mit nachweisbarer Herzkontusion das vorausgegangene Trauma gering war und nach dem Unfallhergang und der Erstuntersuchung von den behandelnden Ärzten nicht erwartet worden war [40].

Als diagnostische Leitsymptome einer Herzkontusion gelten in erster Linie Veränderungen im Oberflächen-EKG und ein Anstieg der herzspezifischen Enzyme. Auch für das EKG gilt, daß es kein für eine Herzkontusion typisches Bild gibt. Unspezifi-

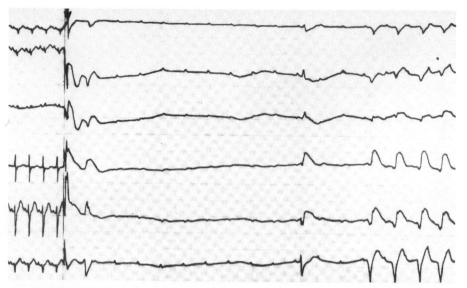

Abb. 2. Hochgradige AV-Blockierung übergehend in einen ventrikulären Ersatzrhythmus ausgelöst durch ein stumpfes Thoraxtrauma (der Einwirkungszeitpunkt ist in der linken Bildhälfte erkennbar [33]

sche ST-T-Veränderungen im Sinne einer Außenschichtschädigung [16, 21] stellen bei 60% aller Patienten mit einem stumpfen Thoraxtrauma die häufigste EKG-Veränderung dar, gefolgt von dem Auftreten von supra- und ventrikulären Tachyarrhythmien und intraventrikulären Leitungsstörungen, die bei bis zu 50% dieser Patienten nachweisbar sind [5, 11]. Die Rückbildungstendenz besonders bradykarder Herzrhythmusstörungen erweist sich als sehr gut, so daß bereits wenige Stunden nach Erstmanifestation sich die überwiegende Mehrzahl von AV-Blockierungen komplett zurück gebildet haben (Abb. 2) [15, 22]. In bis zu 3% der Patienten können die beobachteten EKG-Veränderungen bis zur Ausbildung eines Infarktbildes reichen und sind dann besonders häufig mit dem zusätzlichen Auftreten brady- und tachykarder Arrhythmieformen assoziiert (Abb. 3) [33]. Die im Rahmen einer Herzkontusion, z.T. noch bis zum 5. Tag auftretenden Arrythmieformen sollten hinsichtlich ihrer prognostischen Konsequenzen nicht unterschätzt werden, da eine Reihe von Studien die Erfordernisse einer im folgenden erforderlichen Intervention mit bis über 40% angeben [11, 16, 26, 36]. Bei etwa 10% aller Patienten mit einer Herzkontusion kann auch ein normales EKG eine solche Verletzung nicht ausschließen. Da aufgrund der oben genannten Befunde am Oberflächen-EKG eine führende Bedeutung bei der Diagnose einer Herzkontusion zukommt, sollte diese Untersuchung zur Routinediagnostik bei allen Patienten mit einem stumpfen Thoraxtrauma zählen, wobei sequentielle Untersuchungen eine deutlich über der Einzeluntersuchung liegende Aussagekraft aufweisen.

Hinsichtlich der herzspezifischen Enzyme gilt ein Anstieg des CK-MB-Isoenzyms als sensitivster Routineparameter zur Erfassung einer Herzkontusion [3, 10, 27, 32, 36]. Ein entsprechender Anstieg läßt sich in Abhängigkeit von der Schwere des

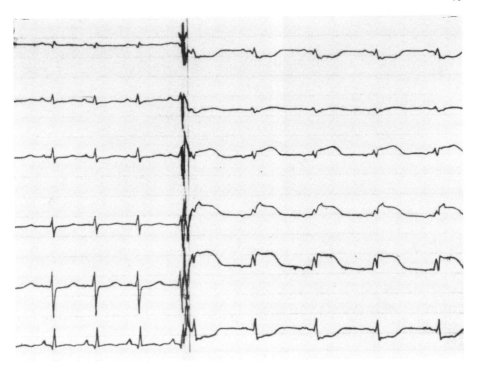

Abb. 3. Infarkttypisches EKG-Bild unmittelbar durch ein stumpfes Thoraxtrauma

Traumas meist bereits am Unfalltag nachweisen und bleibt bis zum 3. bis 4. Tag nach dem Unfallgeschehen erhöht [10, 11, 36]. Aufgrund der häufig bei polytraumatisierten Patienten bestehenden Skelettverletzungen mit einem Anstieg der CK gilt erst ein Anstieg des herzspezifischen Isoenzyms auf > 8% als spezifisch, ohne daß sich hieraus jedoch eine Aussage zur Schwere der Herzmuskelverletzung ableiten läßt [10, 36]. Zur Schweregradbestimmung können szintigraphische Untersuchungsverfahren ergänzende Befunde darstellen [36]. Als Screeningverfahren konnten sich diese trotz anderweitiger Empfehlungen [7, 36, 40] infolge methodischer und logistischer Probleme und Gründe jedoch nicht durchsetzen [32, 37].

Infolge der myokardialen Schädigung und parallel zum Anstieg der herzspezifischen Enzyme läßt sich bei 20–60% der Patienten mit einer Herzkontusion eine meist sich nach Stunden wieder erholende Herabsetzung des Herzminutenvolumens und eine signifikante Hypotension nachweisen [11, 29]. Echokardiographische Untersuchungen zu diesem Zeitpunkt belegen Wandbewegungsstörungen bei 30% der untersuchten Patienten [8, 25]. Weitaus seltener im Rahmen einer Herzkontusion sind das verzögerte Auftreten eines Perikardergusses infolge eines posttraumatischen Dressler-Syndroms oder, weitaus mehr gefürchtet, infolge einer späten Myokardruptur (z.B. durch protrahierte intramyokardiale Blutung). Eine solche späte Myokardruptur kann durchaus 10 Tage bis 7 Wochen nach der eigentlichen Herzverletzung auftreten [13].

Die prognostische Bedeutung einer Herzkontusion läßt sich nur für die Subgruppe von Patienten erfassen, die nach dem Unfallereignis noch ein Krankenhaus erreichen und entsprechenden Untersuchungen zugeführt werden können. Überlebt der Patient

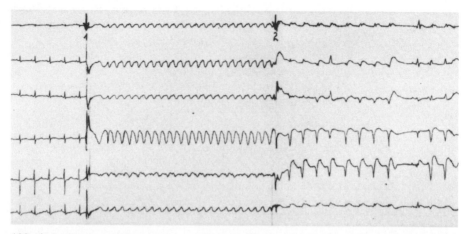

Abb. 4. Auslösung und Termination von Kammerflimmern durch 2 kurz hintereinander einwirkende stumpfe Thoraxtraumata

die ersten 24 h, so gestaltet sich seine Prognose hinsichtlich der begleitenden Herzverletzung als günstig. In einer prospektiven Untersuchung verstarben von 108 Patienten mit nachgewiesener Herzkontusion im folgenden Verlauf 17 Patienten an ihren Begleitverletzungen, lediglich 2 Patienten infolge einer kardiovaskulären Komplikation [11]. Demgegenüber können EKG-Veränderungen und Herzrhythmusstörungen durchaus über einen längeren Zeitraum persistieren [6, 11, 17].

Innerhalb des Patientenkollektivs, die in der frühen, meist prähospitalen Phase nach einem stumpfen Thoraxtraumas infolge einer kardiovaskulären Schädigung versterben, sind zunächst die Patienten zu nennen, bei denen es zum traumatisch bedingten Auftreten von Kammerflimmern kommt (Abb. 4) [33]. Es liegen keine Angaben zur Häufigkeit eines solchen Ereignisses vor, jedoch lassen erfolgreich reanimierte Patienten erkennen, daß eine vorbestehende myokardiale Schädigung (z.B. vorausgegangener Myokardinfarkt) und eine herabgesetzte Flimmerschwelle (z.B. Patienten mit Long-QT-Syndrom, Myokarditis) als begünstigende Faktoren zur Auslösung von Kammerflimmern im Rahmen eines stumpfen Thoraxtraumas anzusehen sind.

Herzwandruptur

Der Befund einer Herzwandruptur nach stumpfen Thoraxtrauma stellt in der Mehrzahl der Falle eine anatomisch-pathologische Diagnose dar. Dabei sind rechter und linker Ventrikel und der rechte Vorhof gleich häufig betroffen [10]. Eine Ventrikelruptur findet sich dabei meist beim Einwirken des Traumas unmittelbar präsystolisch, d.h. zum Zeitpunkt der Maximalfüllung [2], während eine Vorhofruptur häufig bei einer abrupten Kompression der unteren Extremitäten bei gleichzeitig geschlossenen Atrioventrikularklappen beobachtet werden kann [2, 18, 20]. Unter prognostischen Aspekten wirkt sich eine traumatische Ruptur der freien linken Ventrikelwand stets als unmittelbar tödlich aus, die Überlebenszeit steigt bei Ruptur der rechten Herzkammer (stets aber < 30 min) und des rechten Vorhofs und insbesondere bei einer Septumruptur deutlich an [23, 28, 30, 42]. Insgesamt überleben allerdings nur 20% aller Patienten mit einer Herzwandruptur die 1. h nach dem Unfall [43].

Sofern der Patient das Krankenhaus erreicht, wird das klinische Bild durch die Herztamponade bestimmt. Diagnostisches Verfahren der Wahl ist die Echokardiographie mit der unmittelbar folgenden Indikation zur Perikardpunktion [18, 23, 42]. Selten manifestiert sich eine solche Herzwandruptur erst Tage oder Wochen nach dem eigentlichen Unfallereignis [13]. Im Falle einer Septumruptur sollte, sofern hämodynamisch vertretbar, ein Korrektureingriff erst nach 8 Wochen erfolgen, da Spontanverschlüsse innerhalb des Zeitraums beschrieben wurden und die Operationsprognose zu diesem Zeitpunkt durch den fortgeschrittenen fibrotischen Umbauprozess deutlich verbessert werden kann [12, 34].

Herzklappenverletzungen

Kommt es zum Auftreten von Herzklappenverletzungen, so betreffen diese am häufigsten die Aortenklappen, gefolgt von Trikuspidal- und Mitralklappe, während Pulmonalklappen fast nie geschädigt sind. Während bei der traumatischen Schädigung der Aortenklappe Verletzungen und Ausrisse des Klappenapparats im Vordergrund stehen, sind traumatische Verletzungen an den Atrioventrikularklappen durch Abrisse der Papillarmuskeln oder der Chordae tendinae dominiert. Das klinische Bild bei Patienten mit traumatisch bedingten Herzklappenverletzungen bestimmt sich durch das Auftreten und den Schweregrad der abrupt einsetzenden Klappeninsuffizienz. Eine davon ausgehende kardiale Dekompensation ist häufiger und prognostisch gravierender bei Verletzungen der Aortenklappen im Vergleich zur Mitral- oder Trikusidalklappe. Besonders bei Trikuspidalklappenverletzungen erfolgt die entsprechende Diagnosestellung aufgrund der zunächst geringen Symptomatik nicht selten erst Jahre nach dem eigentlichen Unfallereignis [1, 4].

Diagnostische Verfahren der Wahl bei traumatischen Klappenverletzungen ist die Echokardiographie, die bei Anwendung der farbkodierten Dopplerechokardiographie zusätzlich in der Lage ist neben den pathomorphologischen Veränderungen auch deren hämodynamischen Auswirkungen zu erfassen. Beide Informationen stellen nichtzuletzt die entscheidenden Kriterien zur Indikationsstellung zu einer operativen Korrektur und zu der jeweiligen Operationsstrategie (z.B. Klappenersatz, plastische Rekonstruktion) dar.

Koronararterienverletzungen

Verletzungen der großen Koronararterien im Rahmen des stumpfen Thoraxtraumas sind vergleichsweise selten, jedoch prognostisch relevant. Die anatomische Einbettung der Koronararterien führt weitaus eher zu einer Myokardruptur denn zu einer Ruptur der Koronararterien. Sofern die Koronararterie selbst betroffen ist, findet sich als Ursache meist eine traumatisch bedingte Koronararterienthrombose, deren Prädi-

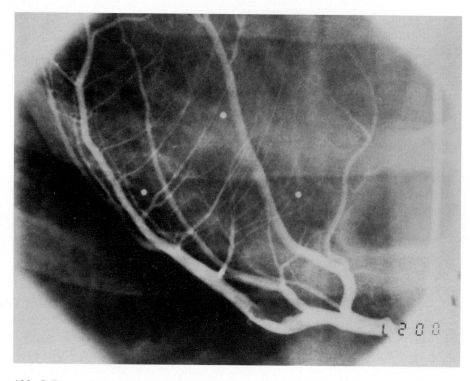

Abb. 5. Traumatisch bedingte Thrombose im Bereich des proximalen R. interventricularis anterior bei einem 36jährigen Patienten nach Steuerradverletzung. Unter 3wöchiger Therapie mit Marcumar kam es zur vollständigen Rückbildung der thrombotischen Läsion

lektionsstelle aufgrund der anatomischen Lage des Herzens und typischen Einwirkungsrichtung des stumpfen Thoraxtraumas bei Steuerradverletzungen der proximale Abschnitt des R. interventricularis anterior darstellt (Abb. 5). Aufgrund der auch im Rahmen einer Herzkontusion ohne Koronarthrombose auftretenden infarkttypischen EKG-Veränderungen kann die Differentialdiagnose gegenüber einem traumatischen Koronararterienverschluß schwierig sein. Als hilfreich erweist sich dabei die bekannte Prädilektionsstelle traumatisch bedingter Gefäßthrombosen in Verbindung mit der Lokalisation „infarkttypischer" Veränderungen im Oberflächen-EKG. Diagnostik und Therapie der Wahl im Falle des dringenden Verdachts auf eine Koronarthrombose stellt die Koronarangiographie mit der Möglichkeit einer PTCA dar, da sich häufig aufgrund der zusätzlich bestehenden Begleitverletzungen eine thrombolytische Therapie verbietet. Als Spätfolgen einer traumatischen Koronarthrombose sind neben Symptomen der Angina pectoris typische, infarktbedingte Komplikationen wie beispielsweise die Ausbildung eines Aneurysmas beschrieben.

Perikardverletzungen

Neben dem bereits erwähnten Hämatoperikard infolge einer akuten oder protrahierten Myokardruptur stellen das prognostisch weniger relevante und meist eine Pneumothorax begleitende Pneumoperikard [41], die posttraumatisch bei etwa 6% der Patienten mit einem stumpfen Thoraxtrauma auftretende Perikarditis [31, 38] und die nicht selten übersehene Perikardruptur die häufigsten traumatisch bedingten Verletzungen im Bereich des Herzbeutels dar [11]. Bei der Perikardruptur finden sich typischerweise längsgerichtete Einrisse vor oder hinter dem N. phrenicus, bevorzugt auf der linken Seite des Thorax. Infolge dieser Verletzung kann es zur akuten oder verzögerten, partiellen oder totalen Luxation des Herzens mit der Gefahr der Einklemmung oder der mechanischen Behinderung der Pumpfunktion des Herzens kommen [2, 14, 24]. Richtungsweisend bei dieser Verletzung ist in erster Linie das Röntgenbild des Patienten, obwohl aufgrund der diffental-diagnostischen Probleme (z.B. Hämatoperikard, Herzwandaneurysma) die Diagnose meist weiterführenden Untersuchungsverfahren vorbehalten bleibt (z.B. Echokardiographie, CT).

Aortenruptur

Die akute Aortendissektion und -ruptur stellt eine der gefürchtesten und in der überwiegenden Mehrzahl der Fälle unmittelbar tödliche Komplikation eines schweren stumpfen Thoraxtraumas dar (Abb. 6). Typischerweise kommt es bei der Ruptur zu einem Einriß im Bereich des Isthmus der deszendierenden Aorta. Zweizeitige oder protrahierte Rupturen im Bereich der thorakalen Aorta infolge eines stumpfen Thoraxtraumas sind selten und werden angesichts der meist fehlenden oder entsprechend unspezifischen Symptomatik beim polytraumatisierten Patienten trotz diagnostisch sehr aussagekräftiger Untersuchungsverfahren wie Echokardiographie, transösophagealer Echokardiographie und CT häufig erst sehr spät erkannt. Richtungsweisend für eine solche verzögerte Ruptur ist nicht selten die Röntgenthoraxaufnahme.

Schlußfolgerung

Verletzungen des Herzens und der großen Gefäße im Rahmen eines stumpfen, unfallbedingten Thoraxtraumas haben hinsichtlich ihrer Häufigkeit aufgrund der zunehmenden Anwendung moderner Rückhaltesysteme in Kraftfahrzeugen in den vergangenen Jahren deutlich abgenommen. Zu unterscheiden ist zwischen Verletzungen die aufgrund ihrer Schwere bereits meist in der Prähospitalphase zum Tode des oft polytraumatisierten Patienten führen; hier zu nennen sind die Aorten- bzw. Herzwandruptur oder das traumatisch ausgelöste Kammerflimmern und die weitaus häufigeren traumatischen Herzverletzungen, die erst nach Krankenhausaufnahme aufgrund einer bestehenden klinischen Symptomatik oder durch entsprechende diagnostische Verfahren erkannt werden. Innerhalb der letztgenannten Patientengruppe dominiert die prognostisch günstige Herzkontusion, deren Diagnose zumeist mit Hilfe des Oberflächen-EKG und der herzspezifischen Enzyme erfolgt. Echokardiographische Untersu-

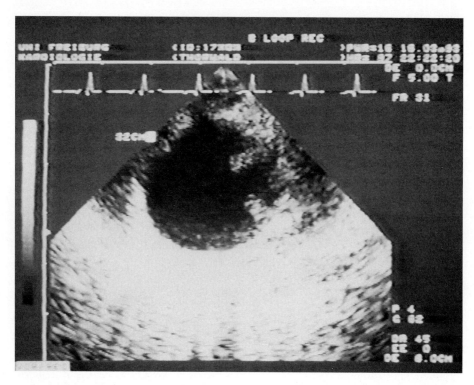

Abb. 6. Transösophageale Dokumentation einer traumatisch bedingten Dissektion im Bereich der deszendierenden Aorta. Am rechten Rand sind frei flottierende Intimaanteile erkennbar

chungsverfahren sind gekennzeichnet durch ihre kurzfristige Verfügbarkeit und ihre umfangreichen und nichtinvasiven Diagnosemöglichkeiten und sollten deshalb beim Verdacht auf eine schwere oder spezifische traumatische Herzschädigung angewandt werden.

Zusammenfassung

Das zunehmende Verkehrsaufkommen hat in unserer Gesellschaft die unfallbedingte Wahrscheinlichkeit eines stumpfen Thoraxtraumas deutlich ansteigen lassen. Gleichzeitig hat in den vergangenen Jahren jedoch die zunehmende Anwendung moderner Rückhaltesysteme in Kraftfahrzeugen die Gesamtzahl und Schwere der im Rahmen eines stumpfen Thoraxtraumas beobachteten Begleitverletzungen des Herzens und der herznahen Gefäße deutlich reduziert. In Abhängigkeit von dessen Schwere kann es beim stumpfen Thoraxtrauma sowohl zu einer meist in der frühen posttraumatisch tödlichen verlaufenden Aorten- und Herzwandrupturen oder zu traumatisch ausgelöstem Kammerflimmern kommen, während bei Patienten die das Krankenhaus erreichen die prognostisch günstige Herzkontusion und weitaus seltener prognostisch relevante Klappen- und Perikardverletzungen im Vordergrund des kardialen Verletzungsbildes stehen. Das Bewußtsein für das mögliche Vorliegen einer Herzverletzung infolge eines stumpfen Thoraxtraumas trotz der häufig im Vordergrund stehenden Polytraumatisierung des Patienten stellt in Verbindung mit den diesbezüglich umfassenden diagnostischen Möglichkeiten leicht verfügbarer Untersuchungsverfahren wie EKG, Echokardiographie und Röntgendiagnostik eine wesentliche Voraussetzung zur weiteren Verbesserung der Prognose dieser Patienten dar.

Literatur

1. Astori E, Bianchi G, Di Donato M, Visoli O (1975) L'insufficienza tricuspidale isolata de origine traumatica. C Ital Card 5:233–243
2. Baillot R, Dontigug L, Verdant A (1989) Interpericardial trauma. J Trauma 29:736–740
3. Bendz R, Strom S (1981) Diagnostic significance of serum CK-MB elevation following surgical damage to skeletal muscles. Scand J Thorac Cariovasc Surg 15:199–204
4. Brandenburg RO (1966) Traumatic rupture of the chordae tendineae of the tricuspid valve. Am J Cardiol 18:911–915
5. Cane RD, Buchanan N (1978) The electrocardiographic and clinical diagnosis of myocardial contusion. Intens Care Med 4:99–102
6. De Muth WE, Baue AE, Odom AJ (1967) Contusions of the heart. J Trauma 7:443–455
7. Doty DB, Anderson AE, Rose EF, Go RT, Chiu CL, Ehrenhaft JL (1974) Cardiac trauma: Clinical and experimental corelation of myocardial contusion. Ann Surg 180:452–460
8. Eisenach J, Nugent M, Fletcher A (1986) Echocardiographic evaluation of patients with blunt chest injury. Anesthesiology 64:564–566
9. Emminger E (1972) Endokardkontusion beim Throaxtrauma. Monatsschr Unfallheilkd 75:513–522
10. Glinz W (1979) Thoraxverletzungen: Diagnose, Beurteilung und Behandlung, 2. Aufl. Springer, Berlin Heidelberg New York
11. Glinz W, Turina M (1986) Stumpfe Herzverletzungen. Langenbecks Arch Chir 369:128–138
12. Goldfarb B, Wang Y (1972) Spontaneous healing of interventricular septal defects. Minn Med 4:325–327
13. Heberer G, Schildberg FW (1969) Verletzungen des Herzens bei spät einsetzender Symptomatik. Thoraxchirugie 17:222–232
14. Ivatury RR, Rohmann M (1989) The injured heart. Surg Clin North Am 69:93–110
15. Jackson DH (1969) Transient post-traumatic right bundle branch block. Am J Cardiol 23:877–878
16. Jones JW, Hewitt RL, Drapanas T (1975) Cardiac contusion: A carpicious syndrome. Ann Surg 181:567–574
17. Jossnitzer K, Grewe N, Krämer W, Stauch M (1975) Ventrikuläre Extrasystolen – Dauerfolge nach traumatischer Herzschädigung. Dtsch Med Wochenschr 98:885–889
18. Lambertz H, Rustige J, Sechtem U, Essen R (1984) Herzschäden infolger stumpfer Gewalt. Dtsch Med Wochenschr 109:218–221
19. Laß M, Kiefer H, Welz A, Kinzl L, Rübenacker S, Hannekum A (1993) Herzverletzungen. Unfallchirurg 96:618–624
20. Leavitt B, Meyer J, Morton J (1987) Survival following non-penetrating traumatic rupture of cardiac chamber. Am Thorac Surg 44:532–535
21. Liedtke AJ, Allen RP, Nellis SH (1980) Effects of blunt cardiac trauma on coronary vasomotion, perfusion, myocardial mechanics and metabolism. J Trauma 20:777–785
22. Louventhal B (1972) Herzschäden infolge stumpfer Gewalt. Dtsch Med Wochenschr 97:1627–1630
23. Martin TH, Flynn TC, Rowlands BJ, Ward RE, Fischer RP (1984) Blunt cardiac rupture. J Trauma 24:287–290

24. Mattilla S, Silvola H, Ketonen P (1975) Traumatic rupture of the pericardium with luxation of the heart. J Thorac Cardiovas Surg 70:495–498
25. Mattox KL, Lindmacher MC, Fliciano DV (1985) Cardiac evaluation following heart injury. J Trauma 25:758–765
26. McDonald RC, O'Neill D, Fanning CD, Ledingham MA (1981) Myocardial contusion in blunt chest trauma: A ten year review. Intens Care Med 7:265–268
27. Michelson WB (1980) CPK-MB isoenzyme determination: Diagnosis and prognostic value in evaluation of blunt chest trauma. Ann Emerg Med 9:562–567
28. Parmley LF, Manion WC, Mattingly TW (1958) Non-penetrating traumatic injury of the heart. Circulation 18:371–396
29. Pomeranz M, Delgado F, Eiseman B (1971) Unsuspected depressed cardiac output following blunt thoracic or abdominal trauma. Surgery 70:865–871
30. Ramp J, Hankins J, Mason GR (1974) Cardiac tamponade secondary to blunt trauma. J Trauma 14:767–772
31. Rasaretnam P, Paul ATS (1975) Constrictive pericarditis following mild non-penetrating trauma. Aust NZ J Med 5:57–62
32. Reynolds M, Jones JW (1979) CK-MB isoenzyme determination in blunt chest trauma. JACEP 8:304–306
33. Rosenkranz KA (1970) Die traumatische Herzschädigung. Giulini, Ludwigshafen
34. Rosenthal A, Parisi LF, Nador AS (1970) Isolated interventricular septal defect due to non-penetrating trauma. N Engl J Med 283:338–341
35. Schildberg FW (1971) Geschlossene Herzverletzungen aus chirurgischer Sicht. Langenbecks Arch Chir 329:174–185
36. Snow N, Richardson JD, Flint LM (1982) Myocardial contusion: Implication for patients with multiple traumatic injuries. Surgery 92:744–750
37. Soliman MH, Waxman K (1987) Value of conventional approach to the diagnosis of a traumatic cardiac contusion after chest injury. Crit Care Med 15:218–220
38. Tschirkov F, Hirsch H, Hepp G (1972) Perikarditis als Folge eine Hämoperikards nach stumpfem Thoraxtrauma. Monatsschr Unfallheilkd 75:131–138
39. Vogel W, Wintzer C (1976) Diagnostik und Therapie der stumpfen Herzverletzungen. Med Klinik 71:653–660
40. Waxmann K, Soliman H, Braunstein P, Formossa P, Cohen AJ, Matsuura P, Mason GR (1987) Diagnosis of traumatic cardiac contusion. Arch Surg 121:689–692
41. Westaby S (1977) Pneumopericardium and tension pneumopericardium after closed chest injury. Thorax 32:91–97
42. Williams JB, Silver DG, Laws HL (1981) Successful management of heart rupture from blunt trauma. J Trauma 21:534–537
43. Winter J, Schulte HD, Irlich G, Preusse CJ (1986) Klinik und Therapie des stumpfen Herztraumas. Langenbecks Arch Chir:139–144

Wirksamkeit und klinische Bedeutung von Rückhaltesystemen aus der Sicht des Gynäkologen

G. Teufel

Bei der Beurteilung von Rückhaltesystemen in Kraftfahrzeugen ist aus gynäkologischer Sicht zwischen nichtschwangeren und schwangeren Frauen zu unterscheiden. Während wir es bei der nichtschwangeren Frau nur mit einem einzelnen Passagier zu tun haben, ist bei der schwangeren Frau die Situation durch den 2. Passagier, im Abdomen bzw. in der Gebärmutter kompliziert. Hinzu kommt, daß Uterus und Fetus während der Schwangerschaft ständig an Größe zunehmen. Die Größe von Uterus und Fetus sind vermutlich von entscheidender Bedeutung für die Folgen eines Unfalltraumas in der Schwangerschaft.

In der 12. Schwangerschaftswoche (SSW) hat sich der schwangere Uterus bis zur Oberkante der Symphyse entwickelt hat und ist damit noch weitgehend durch das knöcherne Becken geschützt. In der 24. SSW tastet man den Fundus uteri am Nabel und in der 36. Woche am Sternum. Dies bedeutet, daß die kranialen Partien des Uterus teilweise vom Rippenbogen überdeckt werden. Insofern ist anzunehmen, daß eine Impression des Thorax bei ausreichender Elastizität der Rippen durchaus zu einer indirekten Traumatisierung der Gebärmutter führt. Das Trägheitsmoment des Uterus nimmt mit fortschreitender Schwangerschaftdauer zu und dürfte bei schweren Traumata eine erhebliche Belastung des Halteapparats im kleinen Becken bedeuten.

Wenn auch primär das Leben der Schwangeren im Vordergrund der Betrachtung steht, so ist doch die Situation des Feten (gelegentlich auch von Mehrlingen) nicht außer acht zu lassen. Bei Einlingen ist in der Regel von einer Schädellage (ca. 90%) auszugehen. In seltenen Fällen kann auch eine Beckenendlage oder gar eine Querlage vorliegen. Die Wirbelsäule des Feten wird meist in den lateralen Bereichen des Uterus zu finden sein. Gelegentlich kommt es auch vor, daß sie nach ventral gerichtet ist. In einem solchen Fall fällt die geringe Distanz der fetalen Wirbelsäule und des fetalen Kopfes zum Lenkrad auf.

Ein wichtiger dritter Aspekt ist der Sitz der Plazenta. Im Einzelfall kann eine Ultraschalluntersuchung klären, ob die Plazenta an der Uterusvorderwand, den Seitenwänden, der Uterushinterwand oder im Bereich des inneren Muttermunds im Sinne einer Placenta praevia partialis bzw. totalis lokalisiert ist. Für die Folgen einer Traumatisierung dürfte die Lokalisation der Plazenta von hoher Bedeutung sein.

Ein weiterer Aspekt gilt der Reißfestigkeit der Uteruswand bei einer intrauterinen Druckerhöhung im Rahmen des Unfallgeschehens oder bei einem direkten Trauma. Beim Überschreiten maximaler Druckwerte wird man mit einem Einreißen der Uterusmuskulatur rechnen müssen. Insbesondere nach vorausgegangenen operativen Eingriffen an der Gebärmutter (z.B. Kaiserschnitt) dürfte eine erhöhte Wahrscheinlichkeit einer Uterusruptur gegeben sein.

Spezielle Probleme bei nichtschwangeren Frauen

Die Verletzungsmuster bei nichtschwangeren Frauen unterscheiden sich von den Verletzungsmustern bei Männern offensichtlich nicht wesentlich. Recherchen bei führenden Pkw-Herstellern in Deutschland und ausgewiesenen Arbeitsgruppen stützen diese Auffassung. Die bisher vorliegenden Analysen zeigen, daß mit einer Schutzwirkung von Rückhaltesystemen nur bis zu einer Aufprallgeschwindigkeit von ca. 60 km/h gerechnet werden kann. Bei höheren Aufprallgeschwindigkeiten sind die Überlebenschancen unabhängig vom Geschlecht äußerst gering.

Die Hersteller von Sicherheitsgurten empfehlen, daß Frauen den Diagonalgurt zwischen den Mammae zur Schulter führen (Abb. 1). Aufgrund der engen örtlichen Beziehung von Diagonalgurt und weiblicher Mamma wären theoretisch Verletzungen durch den Gurt denkbar. Genaue Daten zu diesem Problem fehlen. Berichtet wird über Hämatome v.a. im Bereich des medialen Anteils der linken Brust und des Sternums in vereinzelten Fällen. In keiner der abgefragten Dateien fanden sich jedoch Hinweise über schwere Verletzungen der weiblichen Brust, wie z.B. Einschneidungen oder Abreißungen.

Berichte über Verletzungen des inneren oder äußeren Genitale betreffen nahezu ausschließlich sog. Katastrophenunfälle, d.h. Unfälle mit sehr hoher Aufprallgeschwindigkeit. Dies wird verständlich, wenn man bedenkt, daß die inneren Organe optimal durch den knöchernen Beckenring geschützt werden.

Die vielfach bei älteren Frauen beobachtete Osteoporose wirft die Frage auf, ob solche Frauen in besonderem Maße gefährdet sind. Eine abschließende Antwort auf diese Fragestellung steht derzeit noch aus. Bislang konnten geschlechtsspezifische Unterschiede in höherem Alter nicht nachgewiesen werden. Die bisherigen Erfahrungen deuten darauf hin, daß bei älteren Menschen generell eine eindeutige Beziehung zwischen Intensität des Traumas und Schweregrad der Verletzungen nicht besteht.

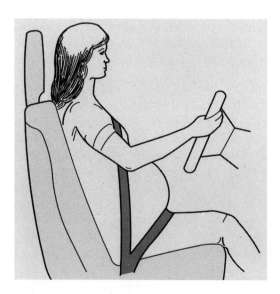

Abb. 1. Dreipunktgurt bei Schwangerer

Eine genaue Abschätzung der Wirkung eines Fahrer- oder eines Beifahrerairbags ist derzeit nicht möglich, da ausreichende Informationen fehlen. Bemerkenswert ist, daß die Bundesanstalt für Straßenwesen mitteilte, sie habe insgesamt 90 Unfälle mit Aktivierung eines Airbags gesammelt, wobei es sich in allen Fällen um Fahrerairbags handele. Da angeblich in allen Fällen nur Männer betroffen waren, ist eine Aussage über die Wirkung von Airbags auf Frauen, auf die weibliche Brust oder im Falle einer Schwangerschaft auf den Uterus und den Feten nicht möglich. Eine Erklärung dieser auffälligen Daten könnte sein, daß Frauen eher auf dem Beifahrersitz zu finden sind und häufiger einen kleinen (Zweit-)Wagen benutzen, bei dem in der Regel noch kein Airbag installiert ist.

Probleme bei schwangeren Frauen

In Europa ist das Problem der Sicherheit schwangerer Frauen beim Autofahren bisher kaum in das öffentliche Bewußtsein getreten. Nach Pearlman nehmen in Amerika pro Jahr 4 Mio Schwangere am Verkehr teil, wovon 3,5% ein Trauma infolge eines Kfz-Unfalls erleiden. Pearlman geht davon aus, daß es bei 1% dieser Unfälle zu einer Verletzung oder gar dem Tod des Feten kommt [2].

In einer Sammelstatistik mit relativ wenigen Fällen und heterogenem Material legen Culver und Viano [1] dar, daß bei einer Traumatisierung des Abdomens infolge eines Kfz-Unfalls in der Schwangerschaft in 10–17% der Fälle mit einem Absterben des Feten zu rechnen ist. Genauere Informationen über spezielle Probleme in den verschiedenen Abschnitten der Schwangerschaft liegen nicht vor.

Untersuchungen an Testdummys, die auf die Situation von Schwangeren abgestimmt sind, stehen noch aus. Eine Arbeitsgruppe um David Viano (General Motors, principal research scientist) und Prof. Mark Pearlman (Gynäkologe und Geburtshelfer an der University of Michigan) sowie Joseph Smrka (Technischer Direktor bei der First Technology Safety Systems, Hersteller des Dummy) hat mit der Entwicklung eines „schwangeren" Dummy begonnen. Dieser Dummy soll es ermöglichen, die Kräfte zu erfassen, die auf Kopf und Thorax des Feten sowie auf die Wirbelsäule der Schwangeren einwirken. Man kann wohl davon ausgehen, daß die Entwicklung dieses „schwangeren" Testdummys bis Anfang 1995 abgeschlossen sein wird. Im einzelnen handelt es sich um ein Äquivalent eines Feten in der 28. SSW, der in Urethan-Gel in einem künstlichen Uterus suspendiert ist (Abb. 2). Stimulans für Forschungsarbeiten auf diesem Gebiet ist die Annahme, daß künftig junge Frauen, die eine Familie gründen wollen, diesem Sicherheitsaspekt des Automobils besondere Aufmerksamkeit zuwenden werden [2].

In der Publizistik und in den Betriebsanleitungen der führenden Automobilfirmen herrscht Einigkeit, daß eine Schwangere, unabhängig davon, ob ein Airbag im Pkw installiert ist oder nicht, sich sorgfältig mit einem Dreipunktgurt angurten sollte. Dieser Vorschlag erscheint vernünftig, wenn man sich vor Augen hält, daß mit fortschreitender Schwangerschaft die Distanz zwischen Lenkrad und Uterusvorderwand kontinuierlich kleiner wird. Unter diesen Bedingungen erscheint ein effektiver Gurtstrammer und eine ausreichende Distanz zum Lenkrad wichtig. Bei einem Verzicht auf ein effektives Gurtsystem wäre wohl bei den meisten Frontalkollisionen eine mas-

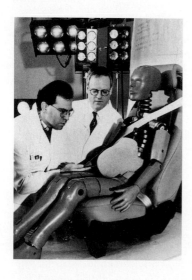

Abb. 2. „Schwangerer" Testdummy: Pearlman (*links*), Viano (*rechts*)

sive Traumatisierung des Uterus durch das Lenkrad bzw. durch das Armaturenbrett unvermeidlich.

Theoretisch ist jedoch eine Einwirkung des Gurtes auf den schwangeren Uterus bei der Auslösung des Gurtstrammers nicht ganz von der Hand zu weisen. Informationen über diese Problematik sind nicht publiziert und auch den Kfz-Herstellern wohl nicht zugänglich.

Die Einführung von Airbags wirft eine Reihe weiterer sicherheitstechnischer Fragen auf. Bereits jetzt haben wir es mit einer Vielzahl verschiedener Airbags zu tun. Fahrerairbags, sei es in Form von Fullsizeairbags oder Euroairbags sind heute schon relativ verbreitet. Beifahrerairbags finden sich zunehmend häufiger. Erste Seitenairbags sind in die Produktion eingeführt worden. Rücksitzairbags sind in Entwicklung und werden wahrscheinlich nicht mehr lange auf sich warten lassen.

Bei der Beurteilung der Wirkung eines Airbags auf den schwangeren Uterus ist zunächst zu klären, mit welchen Körperpartien die Passagiere auf das Airbagkissen auftreffen. Dies dürfte von der Größe und von der Lokalisation des Kissens abhängen. Nahezu ausnahmslos wird beteuert, daß Airbags nur Kopf und oberen Thorax abstützen. Betrachtet man jedoch die publizierten Darstellungen der Hersteller, so scheint nicht ausgeschlossen, daß es bei der Frontalverlagerung angegurteter Schwangerer zu einer Druckbelastung des Uterus kommt. Bei einer Unfallanalyse sollte künftig dieser Frage besondere Aufmerksamkeit gewidmet werden.

Erste Erfahrungen mit nicht angeschnallten Passagieren auf dem Beifahrersitz deuten darauf hin, daß ein sich aufblähender Beifahrerairbag tödliche intraabdominale Verletzungen verursachen kann. Unter dem Eindruck dieser Erfahrung erscheint es sinnvoll, daß Schwangere, insbesondere bei installiertem Beifahrerairbag, nicht auf den Dreipunktgurt verzichten, damit ein unkontrollierter Kontakt mit dem Airbag (out of position) vermieden wird [3].

Nachdem die Rückhaltesysteme den Schutz bei Frontalkollisionen in den letzten Jahren weitgehend optimiert haben, wendet sich die Aufmerksamkeit der Forschung und der Öffentlichkeit zunehmend dem Problem der Seitenkollision zu. Zeidler [3]

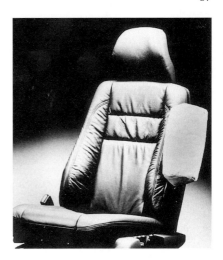

Abb. 3. Seitenairbag (Fa. Volvo)

weist darauf hin, daß das Abdomen bei Seitenkollisionen in 17% der Fälle schwer und in 33% der Fälle erheblich traumatisiert wird. Diese Daten sind für Schwangere insofern von Bedeutung, als davon ausgegangen werden muß, daß Seitenkollisionen auch zu einem Trauma des schwangeren Uterus führen können.

Die Einführung eines Seitenairbags (Fa. Volvo) ist ein erster Versuch, Unfallfolgen einer Seitenkollision durch einen Airbag zu vermindern. Andere Firmen werden in absehbarer Zeit folgen. Die von der Fa. Volvo vorgelegte Darstellung zur Wirkungsweise des Seitenairbags, kann nicht ausschließen, daß ein solcher Airbag den kranialen Teil des schwangeren Uterus direkt oder indirekt infolge einer Thoraximpression traumatisiert (Abb. 3). Praktische Erfahrungen mit der Wirkung von Seitenairbags bei Schwangeren liegen nach Auskunft der Fa. Volvo noch nicht vor. Es bleibt deshalb das weitere Unfallgeschehen unter spezieller Beachtung dieser Problematik abzuwarten.

Da hinreichende Erfahrungen über Unfallfolgen bei Schwangeren nicht vorliegen, unabhängig davon, ob und welche Rückhaltesysteme benutzt wurden, erscheint es sinnvoll, sich wenigstens mit den denkbaren Folgen einer Traumatisierung auseinander zu setzen. Ein zentrales Problem dürfte die Ablösung der Plazenta (Abruptio placentae) von der Uteruswand sein. Eine partielle Ablösung der Plazenta führt zwangsläufig zu einer Minderung der Sauerstoffversorgung des Feten, evtl. zu seinem Tod. Die Abruptio plazentae totalis bedeutet das Absterben des Feten. Mit der Abruptio plazentae ist in der Regel eine Einblutung zwischen Uterus und Plazenta verbunden, was eine Anämie und eine Gerinnungsstörung zur Folge haben kann. Manche dieser intrauterinen Hämatome werden abgekapselt bleiben, andere sich je nach Lokalisation über den Zervikalkanal und die Scheide entleeren. Ein typisches Symptom ist ein harter, schmerzhafter Uterus.

Kfz-Unfälle bei Schwangeren (denkbare Verletzungen)
Abruptio placentae:

– Tod des Feten

- Anämie
- Blutung vaginal
- Gerinnungsstörung
- Uterus hart

Uterusruptur:

- Blutung ins Abdomen
- Anämie, Schock
- Tod des Feten
- Schmerzen
- Blutung vaginal

Traumatisierung des Feten:

Die Therapie ist abhängig von der Situation. In günstigen Fällen einer Abruptio plazentae partialis wird der Fetus noch durch einen raschen Kaiserschnitt zu retten sein. Bei abgestorbenem Feten wird man eine Entleerung des Uterus auf natürlichem Wege anstreben. Sollte dies nicht möglich sein, käme die Entleerung des Uterus mittels Schnittentbindung in Betracht. Wichtig ist in jedem Fall die rechtzeitige Erkennung und Behandlung der Gerinnungsstörung.

Bei erheblichen Traumata sollte eine Uterusruptur, insbesondere nach vorausgegangenen Eingriffen am Uterus, ausgeschlossen werden. Eine Blutung in das Abdomen der Schwangeren, gefolgt von Anämie und Schock und evtl. Tod des Feten können die Folge sein. Die Therapie besteht in einer operativen Sanierung.

Angesichts des engen Kontakts von Fetus und Lenkrad erscheint auch eine direkte Verletzung des Feten, insbesondere des fetalen Kopfes bzw. der fetalen Wirbelsäule denkbar. Einzelfälle sind beschrieben. Sie zeigen, daß eine letale Verletzung des Feten nicht unbedingt mit einer letalen Verletzung der Schwangeren einhergehen muß. Aufgrund der dargestellten möglichen Folgen eines Kfz-Unfalls ergibt sich die diagnostische Vorgehensweise. Nach Feststellung der Schwangerschaftsdauer und einer sorgfältigen Inspektion von Brust und Abdomen, nach Möglichkeit auch von Vagina und Portio, kommt der Ultraschalluntersuchung die zentrale Bedeutung zu. Sie hat die Aufgabe, die Herzaktion zu prüfen und etwaige Verletzungen des Feten sowie eine Ablösung der Plazenta, eine Uterusruptur und eine Blutung ins Abdomen auszuschließen.

Diagnostik bei verunfallten Schwangeren
Anamnese:

- Schwangerschaftsdauer
- Operationen am Uterus

Inspektion und Palpation:

- Brust, Abdomen, Vagina und Portio

Ultraschall:

- Herzaktion des Feten
- Uterusruptur

- Ablösung der Plazenta
- Blutung ins Abdomen

Zusammenfassung

Nach derzeitigem Wissensstand ist Schwangeren die Benutzung eines Sicherheitsgurtes dringend zu empfehlen. Sie sollten auf einen optimalen Sitz des Gurtes gezielt achten. Wenn ein Sicherheitsgurt nicht getragen wird, kann ein sich entfaltender Beifahrerairbag den Passagier unglücklich (out of position) treffen und dabei tödliche intraabdominale Verletzungen verursachen (Hell, persönliche Mitteilung). Das gegenwärtig verfügbare Wissen läßt eine abschließende Beurteilung der Vor- und Nachteile der verschiedenen Airbags noch nicht zu. Wahrscheinlich stellt die Kombination von Gurt und Airbag auch für die Schwangere den derzeit besten Schutz bei Kfz-Unfällen dar (Hell, persönliche Mitteilung).

Ein ernstzunehmendes Problem stellen Airbags wohl bei sehr kleinen Fahrerinnen dar, unabhängig davon, ob sie schwanger sind oder nicht. Möglicherweise sind bei diesem Personenkreis technische Lösungen vorteilhaft, bei denen im Rahmen des Unfallgeschehens das Lenkrad in Richtung Armaturenbrett weggezogen wird (z.B. Procon-Ten).

Literatur

1. Culver CC, Viano DC (1990) Anthropometry of seated women during pregnancy: Defining a fetal region for crash protection research. Hum Fact 32:625–636
2. General Motors Corporation, Detroit, Michigan 48202 (Pressemitteilung)
3. Zeidler F (1994) Bag & Belt 1994. 3. Internationales Akzo Nobel Symposium für Fahrzeuginsassen-Rückhaltesysteme. Köln 27.–29. April 1994

Augenverletzungen bei Verkehrsunfällen: Einfluß der Anwendung moderner Rückhaltesysteme

W. Schrader

Die Zunahme des Individualverkehrs, bei deutlich zunehmender Fahrgeschwindigkeit, führte bis in die 70er Jahre hinein zu einem dramatischen Anstieg perforierender Augenverletzungen bei Verkehrsunfällen [8].

Die Behandlung dieser Augapfelperforationen gehörte für den operativ tätigen Ophthalmologen zur häufigen Nachtarbeit. Der Verletzungsmechanismus war recht einheitlich. Typischerweise fiel der Kopf des ungesicherten Fahrzeuginsassen in die damals gängigen Einscheibensicherheitsgläser (Sekurit) und schlug ein Loch hinein. Die Scheibe zersplitterte völlig in Glaskrümel, der Kopf sank in die nun wie scharfe Schneiden wirkenden Kanten aus Glaskrümel hinab und riß beim Zurücksinken in die Sitzposition mehrere Splitterreihen aus der Scheibe heraus. Es entstanden mehrreihige, oft beidseitige Schnittwunden. Diese Verletzungen führten in den 60er und 70er Jahren in 1/4 bis 1/3 der Fälle zur Erblindung oder zum Verlust eines Auges [3, 14]. Etwa jeder 20. Verletzte erblindete beidseitig [14]. Nur bei 1/3 der Verletzungen konnte ein gutes Sehvermögen erhalten werden. Etwa 20% der Verletzten mußten den Beruf wechseln oder aufgeben [17]. Um die zur Invalidität führenden Verletzungsfolgen zu verringern, wurden seit den 60er Jahren Sicherheitsgurte in fast alle Fahrzeuge eingebaut. 1976 wurde die Gurtpflicht in Deutschland eingeführt. Die Einscheibensicherheitsgläser wurden zunehmend durch Verbundgläser ersetzt. Der Kopf-Frontalscheiben-Abstand wurde vergrößert [15]. Seit dem 1.8.1984 wird das Nichtanlegen des Sicherheitsgurtes mit einem Bußgeld geahndet. Die Anschnallpflicht wurde auch für die Rücksitze eingeführt. In den letzten Jahren wurden spezielle Sicherungssysteme für Kinder vorgeschrieben und Neuwagen zunehmend mit Airbags ausgestattet. Durch all diese Maßnahmen konnte die Zahl schwerer Augenverletzungen gesenkt werden, wobei sich das Bußgeld als besonders wirkungsvoll erwies [15].

Die folgenden Kapitel untersuchen den Wandel der Verletzungsmuster nach Einführung des Bußgeldes 1984. Sie geben ferner einen Überblick über die Entwicklung der Augenverletzungen seit 1966 im Einzugsbereich der Universitätsaugenklinik Freiburg. Abschließend werden Fallbeschreibungen von Augenverletzungen im Zusammenhang mit dem Airbag referiert.

Mechanismus von perforierenden Augenverletzungen im Straßenverkehr 1981–1989

In den Jahren 1981–1989 wurden an der Freiburger Augenklink 84 Verletzungen (unter 79 Patienten) von Unfällen im Straßenverkehr primär versorgt, 2 weitere Fälle, in denen Augapfelperforationen durch Fremdkörper von vorbeifahrenden Lastkraftwagen verursacht worden waren, wurden nicht in die Analyse einbezogen, da es sich nicht um die Folgen von Verkehrsunfällen handelte.

Geschlecht

22 Verletzungen betrafen Frauen (16 einseitig und 3 beidseitig verletzte Personen), 62 Verletzungen Männer (58 einseitig und 2 beidseitig verletzte Personen). Das Verhältnis Männer zu Frauen betrug 3,6/1. Es unterschied sich dabei deutlich von den übrigen perforierenden Augenverletzungen im gleichen Zeitraum, wo es bei 6,5/1 lag ($n = 445$) [1].

Verletzungsmechanismus

Zahlenmäßig überwogen die Schnittverletzungen durch die Windschutzscheiben oder die Seitenscheiben (nicht differenziert) mit 77 von 84 Fällen bei weitem (Tabelle 1). In jüngster Zeit sind Kombinationen von Schnittverletzungen des Auges und der Lider mit stumpfem Trauma von Auge und Lid (Contusio oder Berstung) und mit Mittelgesichtsfrakturen oder Polytraumen anzutreffen. Von 1981 bis 31.7.1984 registrierten wir diesen Mechanismus nur einmal unter 55 Verletzungen, vom 1.8.1984 bis Ende 1989 in 5 von 22 Fällen, 5mal wurden Augapfelberstungen ohne begleitende Schnittverletzungen registriert. In je einem Fall traten perforierende Verletzungen durch einen zersplitternden Außenspiegel bei zu enger Begegnung zweier Fahrzeuge und geöffnetem Seitenfenster bzw. durch umherfliegende Glassplitter durch einen Sekundärunfall während erster Hilfeleistung auf der Autobahn auf.

Visus

Die Visusergebnisse spiegeln die Veränderung des Verletzungsmusters seit 1984 wider (Abb. 1). Der Anteil von Erblindung und Verlust der Augen stieg von 30% vor dem 1.8.1984 auf 50% danach, allein die Enukleationen stiegen von 18 auf 38%.

Tabelle 1. Unfallbedingte Augenverletzungen von Patienten der Universitätsaugenklinik Freiburg vor und nach Einführung des Bußgeldes für Gurtmuffel zum 1.8.1984 (*Fx* Fraktur, *SHT* Schädel-Hirn-Trauma, Prozentangaben bezogen auf die Gesamtzahl der Verletzungen)

	1.1.1981–31.7.1984		1.8.1984–31.12.1989	
	n	(%)	n	(%)
Verkehrsunfälle	58	(100)	26	(100)
Windschutzscheibe	55	(95)	22	(85)
Beiden Augen verletzt	4	(7)	1	(4)
Augapfel hinter Äquator verletzt	5	(9)	10	(38)
Enukleationen	8	(14)	10	(38)
Mittelgesichtsfx/SHT	2	(3)	6	(23)

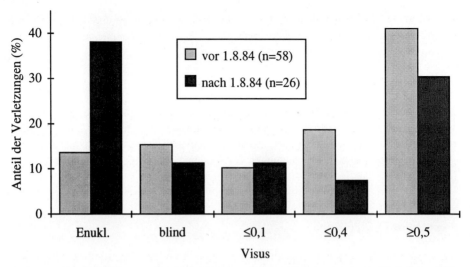

Abb. 1. Visusergebnisse nach perforierenden Augenverletzungen durch Verkehrsunfälle. Verglichen werden Verletzungen zwischen dem 1.1.1981 und 31.7.1984 mit solchen, die sich zwischen dem 1.8.1984 und 31.12.1989 ereigneten. Die mittlere Nachbeobachtungszeit betrug 7 Monate

Diskussion

In den letzten 10 Jahren veränderte sich das Spektrum der Mittelgesichtsverletzungen bei Verkehrsunfällen (s. Beitrag Stoll und Wächter, S. 107). Der Anteil an Unterkieferverletzungen nahm ab, während Oberkieferverletzungen und Mittelgesichtsfrakturen zunahmen.

Letztere sind in 20% mit schweren Augenverletzungen kombiniert [1]. Unsere Untersuchungen kamen zum gleichen Ergebnis. Worauf dieses veränderte Verletzungsmuster zurückzuführen ist, ist bislang unklar. Zu erwägen wäre, daß es sich dabei um Unfälle handelt, die früher ohne Rückhaltesysteme nicht überlebt worden wären.

Einfluß von Rückhaltesystemen und Bußgeld auf die Häufigkeit von Augenverletzungen im Straßenverkehr 1966–1989

An der Freiburger Augenklinik wurden zwischen 1966 und 1989 die bei Verkehrsunfällen erlittene Augenverletzungen retrospektiv analysiert. Von 1966–1969 wurden an der Freiburger Augenklinik 100, von 1974–1980 90 Patienten mit Windschutzscheibenverletzungen und von 1981–1989 79 Patienten mit perforierenden Augenverletzungen im Straßenverkehr versorgt. Im Rahmen dreier retrospektiver Studien von Böcking (aus den Jahren 1966–1969 [3]), Hölzer (1974–1986, unveröffentlicht) und Schrader (1981–1989), z.T. in [21]) wurden der Verletzungszeitpunkt, das Patientenalter und die Visusergebnisse analysiert. Im folgenden werden die Ergebnisse im Hinblick auf den Einfluß von Rückhaltesystemen und Bußgeld gemeinsam diskutiert.

Häufigkeit von Windschutzscheibenverletzungen

Die Abb. 2 zeigt, daß die Zahl der an der Freiburger Universitätsaugenklinik behandelten Patienten mit Windschutzscheibenverletzungen von durchschnittlich 25 pro Jahr im Zeitraum 1966–1969 auf 12 pro Jahr in den Jahren 1974–1984 sank. Die Einführung des Bußgeldes 1984 bewirkte nochmals einen Rückgang der Verletzungen auf 4 pro Jahr.

Altersverteilung

Die Abb. 3 stellt die Altersverteilung in den Jahren 1966–1969 der von 1974–1986 und der von 1985–1989 gegenüber. Führerscheinneulinge und jugendliche Beifahrer haben immer noch das höchste Verletzungsrisiko, obgleich tendenziell ein leichter Rückgang perforierender Verletzungen unter den ganz jungen Opfern zuungunsten der Altersklasse 23–30 Jahren festzustellen ist.

Tageszeit

Die Abb. 4 gibt eine Übersicht über den Verletzungszeitpunkt. Die Graphik stellt Erhebungen aus den Jahren 1974–1986 und 1985–1989 gegenüber, 63 bzw. 91% der Verletzungen geschahen während der Dämmerung oder während der Nacht (18–6 Uhr), davon 31 bzw. 64% in den Nacht- und frühen Morgenstunden

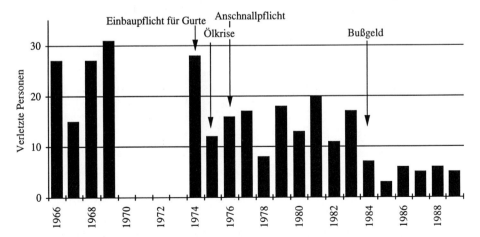

Abb. 2. An der Universitätsaugenklinik Freiburg in den Jahren 1966–1989 versorgte Personen mit Windschutzscheibenverletzungen. Aus den Jahren 1970–1973 liegen keine Daten vor

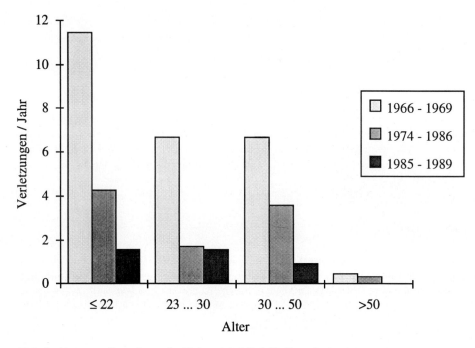

Abb. 3. Altersverteilung der an der Universitätsklinik Freiburg in den Jahren 1966–1989 wegen Windschutzscheibenverletzungen versorgter Personen. Verglichen sind die Perioden 1966–1969, 1974–1986 (d.h. im wesentlichen vor Einführung des Bußgeldes) und 1985–1989 (d.h. nach Einführung des Bußgeldes)

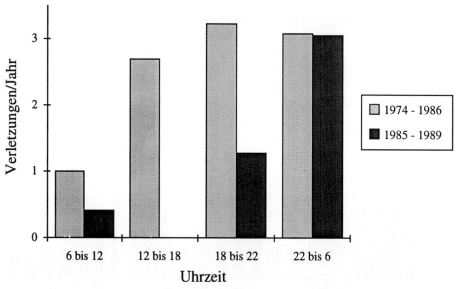

Abb. 4. Windschutzscheibenverletzungen und Tageszeit. Die Verletzungen wurden an der Universitätsaugenklinik Freiburg in den Jahren 1974–1989 versorgt. Verglichen sind die Perioden 1974–1989 (d.h. im wesentlichen vor Einführung des Bußgeldes) und 1985–1989 (d.h. nach Einführung des Bußgeldes)

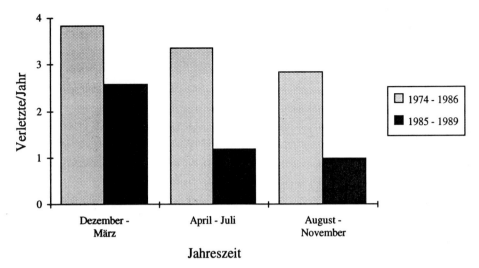

Abb. 5. Jahreszeitliche Verteilung von Windschutzscheibenverletzungen. Die Verletzungen wurden an der Universitätsaugenklinik Freiburg in den Jahren 1974–1989 versorgt. Verglichen sind die Perioden 1974–1986 (d.h. im wesentlichen vor Einführung des Bußgeldes) und 1985–1989 (d.h. nach Einführung des Bußgeldes

(22–6 Uhr). Der Rückgang der Verletzungen seit 1984 betraf also vor allem die Zeit von 6–22 Uhr.

Jahreszeit

Die meisten Unfälle im Straßenverkehr mit perforierenden Augenverletzungen geschahen in den Wintermonaten (Dezember bis März) (Abb. 5). Nach Einführung des Bußgeldes 1984 gingen Augenverletzungen weniger in den Wintermonate als die übrigen Jahreszeiten zurück.

Diskussion

Die Windschutzscheibenverletzungen waren trotz baulicher Veränderungen am Fahrzeug mit flacherer Neigung der Windschutzscheibe und Einbau von Verbundglasscheiben und trotz serienmäßiger Installation von Dreipunktsicherheitsgurten seit den 70er Jahren noch nicht wesentlich zurückgegangen. Mit 40% schnallten sich zu viele Fahrzeuginsassen überhaupt nicht an [14]. Erst die Einführung des Bußgeldes zum 1.8.1984 führte zu einer Anschnallquote von 90% und bewirkte einen allgemeinen Rückgang von Windschutzscheibenverletzungen um 70% [15], eine Zahl, die wir auch für den Freiburger Raum bestätigen können. Die Zahl tödlicher Unfälle sank um 25% [15, 16].

Das höchste Verletzungsrisiko trugen unter unseren Patienten jugendliche Fahrer und Beifahrer. Kuhn et al. wiesen darauf hin, daß das typische junge männliche Unfallopfer einen hohen Verlust an Lebensjahren mit normalem Sehvermögen („potential sight years") und an Produktivität erleidet. Aufgrund der Lebenserwartung der Opfer wurden durschnittlich 30 Jahre verlorenen Sehvermögens errechnet [11].

Airbag

Über den Einfluß modernster Rückhaltesysteme wie des Airbags auf Augenverletzungen bei Verkehrsunfällen können aufgrund der eigenen Daten noch keine Aussagen gemacht werden. Es werden im folgenden die Erfahrungen aus der Literatur referiert.

Der Airbag kann nur eine Ergänzung des herkömmlichen Sicherheitsgurtes sein, er stellt keinen Ersatz für Sicherheitsgurte dar. Fahrer, die vom herkömmlichen Dreipunktsicherheitsgurt auf den Airbag als alleiniges Sicherungsmittel umsteigen, erhöhen das Risiko eines tödlichen Unfalls um 41% [6]. Sie setzen sich dem Risiko einer Überstreckung der HWS, einer Brustkorbverletzung und viszeraler Schäden aus [2]. Andererseits verringern Fahrer, die statt des Dreipunktsicherheitsgurtes allein diesen gemeinsam mit einem Airbag verwenden, ihr Risiko einer tödlichen Verletzung um 19–29% [19, 26].

Fälle von Augenverletzungen in Verbindung mit dem Airbag

Es wurde bereits über eine ganze Reihe von Augenverletzungen im Zusammenhang mit einem Airbag berichtet. Unter 136 unfallchirurgisch behandelten Patienten, die in Deutschland bei Verkehrsunfällen auf mit Airbag ausgerüsteten Sitzen saßen, wurden in 4,5% Augenverletzungen registriert. Bei den meisten der berichteten Fälle handelte es sich um Frontalzusammenstöße mit einer Geschwindigkeit von 30–60 km/h. Einige Autoren wiesen darauf hin, daß nur der Fahrer eine Augenverletzung erlitt, der einen Airbag zusätzlich zur herkömmlichen Sicherung besaß, während der herkömmlich angeschnallte Beifahrer ohne Airbag unverletzt blieb [5, 23, 24]. Im Tierversuch können Airbagexplosionen schwere Brustkorbverletzungen hervorrufen [2], so daß als Ursache einer Augenbeteiligung eine Retinopathia traumatica Purtscher denkbar wäre. Der Patient bemerkt meist 2–4 Tagen nach dem Unfall Sehstörungen. Die Sehstörungen sind durch multiple fleckförmige, vorwiegend peripapilläre weiße Herde auf der Netzhaut und strichförmige Netzhautblutungen verursacht. Nach 4–6 Wochen bilden sich die weißen Flecken langsam zurück, eine Sehminderung bleibt aber meist.

Das Auslösen eines Airbags kann weiter Schürfwunden der Lider und Hornhautabschürfungen hervorrufen [4, 20]:

- Hautabschürfung im Gesicht [4. 20]
- Hornhautabschürfungen [4, 20], Alkaliverätzung [9, 23], Hornhautendothelzellverlust [7]

- Augapfelprellung mit Kammerwinkelrezessus [5, 13], Hyphäma [5, 13, 18], Linsenluxation [22], Netzhaut- und Glaskörperblutungen [20, 25], Oradialysen, Aderhauptrupturen, Netzhautablösungen [22, 25]
- Orbitafraktur [22]
- Augapfelruptur [24]

Ingraham et al. beobacheten eine Alkaliverätzung der Hornhaut durch einen explodierten Airbag bei einem nicht angeschnallten Kind [9]. Smally et al. [23] beschrieben sie bei einem angeschnallten Fahrer.

Ausgehen von der Beobachtung eines prellungsbedingten Verlusts an Hornhautendothelzellen führten Fugukawa et al. [7] eine Versuchsserie mit unterschiedlichen Airbagformen und variablem Sitzabstand zum Lenkrad durch. Die Autoren ermittelten den größten Endothelschaden bei einer Distanz zwischen Kopf und Airbagpatrone von 240 mm, da die meisten Airbags ihre größte Entfaltungsgeschwindigkeit im Lenkradabstand von etwa 200 mm aufweisen [7].

Verschiedentlich wurde von weiteren Kontusionsschäden durch Airbag berichtet mit Kammerwinkelrezessus [5, 13], Hyphäma [5, 13, 18], Linsenluxation [22], Netzhaut- und Glaskörperblutungen [20, 25], Oradialysen, Aderhautrupturen und Netzhautablösungen [22, 25] und Orbitafrakturen [22]. Die Kontusionsschäden treten meist einseitig auf, mit offenbar leichter Bevorzugung des linken Auges beim Fahrer [5, 18, 20]. Driver et al. [5] und Mishler [18] berichteten allerdings jüngst auch von beidseitigen Prellungen.

Sobald ein Airbag betriebsbereit ist, müßten Fahrer und ggf. auch Beifahrer ihre Haltung und ihr Verhalten während der Fahrt grundlegend ändern. Möglicherweise kann die Hand bei einer falschen Haltung am Steuer durch den sich aufblasenden Airgab gegen das Gesicht geschleudert werden und sowohl Platzwunden an Lidern und Braue als auch Kontusionsschäden hervrorufen [4]. Walz et al. berichteten von einer Berstungsverletzung nach Auslösung eines Airbags bei einem Aufprall auf eine Leitplanke bei Tempo 30 [24]. Wie sich herausstellte, rauchte der Fahrer zum Zeitpunkt des Unfalls eine Pfeife. Die Pfeife zerbrach und der abgebrochene Pfeifenstiel verursachte die perforierende Augenverletzung, während der Pfeifenkopf zu einer Platzwunde an der Wange führte. Der herkömmlich angeschnallte Beifahrer besaß keinen Airbag und blieb unverletzt. Die Autoren sehen ein erhöhtes Risiko einer Augenverletzung durch Airbag bei zahlreichen Verrichtungen während der Fahrt, wie Trinken, Telephonieren, Lesen, Anwenden eines Lippenstiftes und sogar durch das Tragen einer Brille [24].

Aus der Sicht des Ophthalmologen müßten Fahrer (und ggf. Beifahrer) eines mit Airbag ausgestatteten Fahrzeuges unbedingt darauf hingewiesen werden, daß keinerlei Gegenstände in der Hand oder auf dem Schoß gehalten werden dürfen, da sie bei Auslösen des Airbags ins Gesicht geschleudert werden können. Inwieweit bruchsichere Schutzbrillen in Fahrzeugen mit Airbag angezeigt sind oder herkömmliche Brillen eine Gefährdung darstellen, ist gegenwärtig noch Stand von Spekulationen [4, 24]. Fahrer und Beifahrer müssen die vorgeschlagene Sitzhaltung einnehmen, so daß der Airbag sie nicht schon während des Aufblasvorgangs erreichen kann. Design, Größe und Entfaltungsgeschwindigkeit sind an die Körpergröße und den Sitzabstand des Passagiers anzupassen.

Die Automobilhersteller tragen diesen Forderungen teilweise Rechnung, indem sie in den Bedienungsanleitungen ausführliche Anweisungen geben. So empfiehlt z.B. VW (Golf, Oktober 1994) ausreichend Abstand vom Lenkrad bzw. der Instrumententafel zu halten und die richtige Sitzhöhe einzunehmen. Darüberhinaus dürfen sich zwischen den vorne sitzenden Personen und dem Wirkungsbereich des Airbags keine weiteren Personen, Tiere oder Gegenstände befinden. Es wird leider nicht deutlich genug darauf hingewiesen, stets mit gespanntem Sicherheitsgurt fahren, im Auto nicht Pfeife oder Zigarette zu rauchen und nicht zu stricken.

Auch wenn die zitierten Beispiele in einigen Fällen nahelegen, daß der Airbag eine Gefahr für die Augen darstellen kann [5, 23, 24], überwiegt doch deutlich sein Nutzen durch die nachweislich geringere Schwere sonstiger Verletzungen und die geringere Todesrate unter den zusätzlich mit Airbag gesicherten Fahrzeuginsassen (s. Beitrag Breitner, S. 35) [10].

Zusammenfassung

Nachdem Sicherheitsgurte in alle Fahrzeuge eingebaut und die Fahrzeuginsassen durch Androhung eines Bußgeldes gezwungen worden waren, den Gurt auch tatsächlich anzulegen, und nachdem zahlreiche bauliche Veränderungen an Pkw zur Verbesserung der Sicherheit vorgenommen worden waren, haben perforierende Augenverletzungen bei Verkehrsunfällen im Einzugsbereich der Universitätsaugenklinik Freiburg seit den 60er Jahren um 5/6 abgenommen. Die Mehrzahl der verbliebenen Verletzungen betreffen nicht angeschnallte Fahrzeuginsassen, die nachts unterwegs sind. In den letzten 10 Jahren haben dagegen mit Mittelgesichtsfrakturen, Polytraumen oder Schädel-Hirn-Traumen kombinierte Augenverletzungen zugenommen.

Über den Einfluß des Airbags auf die Häufigkeit von Augenverletzungen bei Verkehrsunfällen liegen noch keine epidemiologischen Studien vor. Zahlreiche Fallberichte der letzten drei Jahre weisen jedoch darauf hin, daß ein ausgelöster Airbag bei einem Verkehrsunfall zu Schürfwunden im Gesicht und auf der Hornhaut, aber auch zu Prellungen und selten zu Augapfelberstungen führen kann. Etwa jeder 20. Fahrzeuginsasse, der in einem mit Airbag ausgerüsteten Fahrzeug so schwer verletzt wurde, daß er eine chirurgische Behandlung in Anspruch nehmen mußte, wies auch Augenverletzungen auf. Bei einigen der publizierten Fälle wurde der Schluß gezogen, daß ohne Airbag die Verletzungen weit weniger schlimm gewesen wären. Ein Teil dieser Verletzungen ist wahrscheinlich durch Optimierung der Airbaggröße und durch ein angepaßtes Sitzverhalten des Fahrzeuginsassen zu vermeiden. Insgesamt überwiegt der Nutzen des Airbags durch die nachweislich geringere Schwere sonstiger Verletzungen und die geringere Todesrate unter den mit Airbag zusätzlich gesicherten Fahrzeuginsassen.

Literatur

1. al-Quarainy IA, Stassen LF, Dutton GN, Moos KF, el-Attar A (1991) The characteristics of midfacial fractures and the association with ocular injury: a prospective study. Br J Oral Maxillofac Surg 29:291–301
2. Blacksin MF (1993) Patterns of fracture after air bag deployment. J Trauma 35:840–843
3. Böcking A (1971) Verletzungen der Augen und der Lider bei Verkehrsunfällen. Inaug Diss, Freiburg
4. Braude LS (1992) Protective eyewear needed with driver's-side air bag? [letter]. Arch Ophthalmol 110:1201
5. Driver PJ, Cashwell LF, Yeatts RP (1994) Airbag-associated bilateral hyphemas and angle recession. Am J Ophthalmol 118:250–251
6. Evans L (1990) Restraint effectiveness, occupant ejection from cars, and fatality reductions. Accid Anal Prev 22:167–175
7. Fukagawa K, Tsubota K, Kimura C, Hata S, Mashita T, Sugimoto T, Oguchi Y (1993) Corneal endothelial cell loss induced by air bags. Ophthalmology 100:1819–1823
8. Hollwich F, Barb KAB (1972) Windscreen injuries in road traffic accidents. Klin Monatsbl Augenheilkd 161:666–679
9. Ingraham HJ, Perry HD, Donnenfeld ED (1991) Air-bag keratitis [letter]. N Engl J Med 324:1599–1600
10. Kuhn F, Morris R, Witherspoon CD, Byrne JB, Brown S (1993) Air bag: friend or foe? Arch Ophthalmol 111:1333–1334
11. Kuhn F, Collins P, Morris R, Witherspoon D (1994) Epidemiology of motor vehicle crash-related serious eye injuries. Accid Anal Prev 26:385–390
12. Lau IV, Horsch JD, Viano DC, Andrzejak DV (1993) Mechanism of injury from air bag deployment loads. Accid Anal Prev 25:29–45
13. Lesher MP, Durrie DS, Stiles MC (1993) Corneal edema, hyphema, and angle recession after air bag inflation [letter]. Arch Ophthalmol 111:1320–1322
14. Lund OE (1984) Frontscheibenverletzungen. Häufigkeit – Versorgung – Sicherheitsmaßnahmen. Fortschr Ophthalmol 81:21–28
15. Lund OE (1986) Zur Häufigkeit von Verletzungen durch Windschutzscheiben nach Einführung der Gurtanlegepflicht 1984. Fortschr Ophthalmol 83:420–421
16. Marburger EA, Freidel B (1987) Seat belt legislation and seat belt effectiveness in the Federal Republic of Germany. J Trauma 27:703–705
17. Mewe L (1980) Zur sozialmedizinischen Bedeutung der Windschutzscheibenverletzung. Klin Monatsbl Augenheilkd 177:531–540
18. Mishler KE (1991) Hyphema caused by air bag [letter; comment]. Archiv Ophthalmol 109:1635
19. Reinfurt DW, Green AW, Campbell BJ et al. (1993) Survey of attitudes of drivers in airbag deployment crashes. Insurance Institute for Highway Safety, Arlington, VA
20. Rimmer S, Shuler JD (1991) Severe ocular trauma from a driver's-side air bag. Arch Ophthalmol 109:774
21. Schrader W (1993) Perforating injuries: causes and risks are changing. A retrospective study. Ger J Ophthalmol 2:76–82
22. Scott IU, John GR, Stark WJ (1993) Airbag-associated ocular injury and periorbital fractures. Arch Ophthalmol 111:...
23. Smally AJ, Binzer A, Dolin S, Viano D (1992) Alkaline chemical keratitis: Eye injury from airbags. Ann Emerg Med 21:1400–1402
24. Walz FH, Mackay M, Gloor B (1995) Air bag and eye perforation by tobacco pipe. Klin Monatsbl Augenheilkd (in press)
25. Whitacre MM, Pilchard WA (1993) Air bag injury producing retinal dialysis and detachment. Arch Ophthalmol 111:1320
26. Zador PL, Ciccone MA (1993) Automobile driver fatalities in frontal impacts: air bags compared with manual belts. Am J Publ Health 83:661–666

Klinische Bedeutung von Rückhaltesystemen aus der Sicht des Neurochirurgen

R. Scheremet

Einleitung

Die natürliche Schutzfunktion von Schädel und Wirbelsäule reicht bei den hohen mechanischen Belastungen durch einen Verkehrsunfall nicht aus, um das Gehirn und das Rückenmark vor Verletzungen zu schützen. Das zentrale Nervensystem ist im Vergleich mit anderen Organen besonders vulnerabel, einmal zerstörte Hirn- und Rückenmarksubstanz ist wegen der fehlenden Regenerationsfähigkeit der Nervenzellen für immer verloren. Dadurch hat auch bei Mehrfachverletzungen das Ausmaß des Neurotraumas den größten Einfluß auf die gesundheitlichen Spätfolgen beim Patienten [1, 4, 5].

Wir unterscheiden u.a. im Hinblick auf eine mögliche Schadensvermeidung die primären Hirn- und Rückenmarkschäden von den Sekundärschäden.

Primärschäden treten mit der Gewalteinwirkung während des Unfalls ein und können nur durch Vermeidung des Unfalls oder durch wirksamen Insassenschutz ganz oder teilweise verhindert werden.

Unter *Sekundärschäden* verstehen wir die direkten bzw. indirekten Folgen und Vorgänge, die sich erst nach der primären Verletzung entwickeln. Diese lassen sich teilweise durch adäquate Erstversorgung, raschen und sachgemäßen Transport, intensivmedizinische Maßnahmen und Operationen vermeiden.

Schädel-Hirn-Verletzungen

In der Mehrzahl der Fälle liegt bei Verkehrsunfällen ein sog. *stumpfes Hirntrauma* vor. Entsprechend der anatomischen Ausdehnung der Läsion ist der Hirnschaden entweder *fokal* oder *diffus*.

Beim *offenen Schädel-Hirn-Trauma* ist die Dura mater mit verletzt. Es hat gegenüber dem *gedeckten Schädel-Hirn-Trauma* das zusätzliche Risiko der Infektion mit Meningitis oder Hirnabszeß.

Mechanismen der Hirnverletzung

Bei einer schweren Kollision des Schädels wird dieser mehr oder minder akut deformiert. Erfolgt die Gewalteinwirkung exzentrisch zum Kopfschwerpunkt, kommt es neben einer linearen Bewegung des Kopfes in Stoßrichtung zu einer Rotationsbewegung und damit zu einer Winkelbeschleunigung (Abb. 1). Das Gehirn bewegt sich beim Aufprall des Schädels aufgrund seiner physikalischen Trägheit etwas verzögert. Dadurch kommt es zu charakteristischen lokalen Prellungen der Hirnoberfläche („coup and contre-coup") sowie zu starken Scher- und Zugkräf-

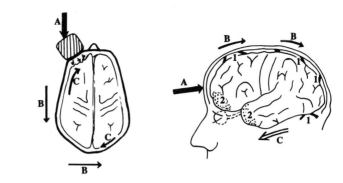

Abb. 1

ten an den zahlreichen Venen im Scheitelbereich und den Arterien und Hirnnerven an der Schädelbasis [4, 11].

Wichtigste Verletzungsbilder

Skalpverletzungen können exzessive Blutverluste nach sich ziehen und sind Eintrittspforten für Infektionen. Im Stirnbereich können sie kosmetisch verunstalten. *Schädelfrakturen* haben oft nicht die Bedeutung, die ihnen zugemessen wird. Es gibt Frakturen ohne signifikante Hirnverletzungen, andererseits schwere Hirnläsionen ohne begleitende Schädelfraktur. Bei einer röntgenologisch nachgewiesenen Schädelfraktur muß heutzutage aber immer eine CT-Untersuchung durchgeführt werden, um eine Hirnverletzung auszuschließen. Operativ behandlungsbedürftig sind Impressionsfrakturen, die durch den lokalen Druck eine Epilepsie auslösen können oder bei Kompression großer Venenblutleiter hämorrhagische Infarkte oder ein Hirnödem verursachen.

Die *frontobasale Fraktur* kommt in ca. 5% der schweren Schädel-Hirn-Traumen vor, häufig im Zusammenhang mit Gesichtsschädelfrakturen. Begünstigt wird die Verletzung durch die spezielle Anatomie dieser Region mit stellenweise papierdünnem Knochen, einer fest anhaftenden dünnen Dura und den unmittelbar daran sich anschließenden Nasennebenhöhlen. So kann hier sehr leicht eine Liquorfistel entstehen mit Austritt von Liquor in den Nasen-Rachen-Raum. Nicht selten absorbieren untere Stirn und Mittelgesicht so viel der kinetischen Aufprallenergie, daß es zu keiner nennenswerten Hirnverletzung kommt. Das Hauptrisiko der Verletzung bilden aufsteigende Infektionen aus dem Nasen-Rachen-Raum mit nachfolgender Meningitis oder Hirnabszessen, die noch nach Jahren auftreten können.

Das *Epiduralhämatom* entsteht am häufigsten durch Zerreißung einer Meningealarterie an der Außenseite der harten Hirnhaut meist im Zusammenhang mit einer Schädelfraktur. Besonders gefährdet ist die Schläfenregion, weil hier die Hauptstämme der Meningealarterie liegen und der darüberliegende Knochen besonders dünn ist.

Das *Subduralhämatom* tritt selten isoliert auf und wenn, dann bevorzugt bei Hirnatrophie im höheren Lebensalter oder bei Alkoholikern. Häufiger findet es sich beim schweren Schädel-Hirn-Trauma in Zusammenhang mit Hirnkontusionen. Blutungsquelle sind eingerissene Brückenvenen zwischen Hirnoberfläche und Dura oder geplatzte kleinere Arterien der Hirnoberfläche.

Traumatische intrazerebrale Blutungen sind meist Ausdruck einer schweren Gewalteinwirkung auf den Schädel und daher kombiniert mit ausgedehnten Kontusionen und akuten Subduralhämatomen. Die raumfordernde Wirkung der Läsion hängt nicht nur von der Größe des Hämatoms ab, sondern wesentlich auch von der Größe des Kontusionsherdes und dem unmittelbar darauf einsetzenden Hirnödem sowie der Größe der Liquorreserveräume.

Die Prognose ist beim *isolierten Epiduralhämatom* am günstigsten, beim *akuten Subduralhämatom* hängt sie vom Ausmaß der *begleitenden Hirnkontusion* ab. Beim Epidural- wie beim Subduralhämatom hat der frühe Zeitpunkt der operativen Ausräumung erheblichen Einfluß auf die Prognose. Beim traumatischen intrazerebralen Hämatom in Kombination mit der ausgedehnten Kontusion ist die Prognose sehr ungünstig. Ältere Patienten überleben diese Verletzung sehr selten, jüngere meist nur mit mehr oder minder schweren strukturellen und neurologischen Defiziten.

Die *diffuse axonale Hirnschädigung* entsteht infolge von Scherkräften an den Nervenfasern der weißen Hirnsubstanz. Die Schwere des Schadens korreliert mit der Schwere des Traumas. Anatomisch werden bestimmte Hirnstammregionen, das Corpus callosum und der mittelliniennahe Scheitelbereich des Gehirns bevorzugt. Klinisch äußert sich diese Verletzung in einer sofortigen anhaltenden Bewußtlosigkeit und einer verzögerten Erholung der intellektuellen Funktionen.

Sekundärschäden

Das Hirnödem ist Ausdruck einer Störung der Blut-Hirn-Schranke und führt neben vorübergehenden Funktionsstörungen teilweise auch zu bleibenden Gewebezerstörungen. Das *fokale Hirnödem* findet sich praktisch immer um Kontusionsherde herum, das *generalisierte Hirnödem* ist besonders häufig bei Kindern und Jugendlichen.

Durch lokalen oder generalisierten Hirndruck kommt es an Engstellen innerhalb des Schädels zu *zerebralen Hernien*. Dabei werden durch die raumfordernde Wirkung von Kontusionen, Hirnschwellungen oder Hämatomen benachbarte Hirnabschnitte an Durakanten vorbei in Engstellen hineingepreßt. Solche Kanten können die Falx cerebri oder die Bruchkanten beim offenen Schädelbruch sein, Engstellen mit möglicher Einklemmung sind der Tentoriumschlitz und das Hinterhauptsloch.

Der *hypoxische Hirnschaden* entsteht meist durch Absinken des arteriellen Blutdrucks über längere Zeit, z.B. infolge von Schock, starken Blutverlusts oder eines stark erhöhten intrakraniellen Drucks, der vom arteriellen Blutdruck nicht mehr überwunden werden kann. Eine sekundäre Hypoxie kann durch eine nachfolgende Hirnschwellung den Schaden am Hirn vergrößern.

HWS-Verletzungen

Begünstigt durch das relativ hohe Eigengewicht des Schädels sowie die hohe Beweglichkeit der HWS und der unmittelbar anschließenden Bewegungssegmente treten beim abrupten Abbremsen oder Beschleunigen sehr leicht exzessive Bewegungen zwischen Körperrumpf und Kopf auf.

Fast jeder 10. Schädel-Hirn-Verletzte hat gleichzeitig eine Wirbelsäulenverletzung, über die Hälfte davon an der HWS [3]. Bei jedem Schädelverletzten, dessen Symptome durch eine Bewußtlosigkeit maskiert sind, muß daher zunächst eine begleitende HWS-Verletzung angenommen werden bis zum Nachweis des Gegenteils [11].

Abhängig vom Unfallmechanismus kann es zu komplexen Verletzungen der HWS kommen, die aber einige Grundmuster aufweisen. Die *Extensionsfrakturen*, die etwa 1/4 aller HWS-Verletzungen darstellen, sind häufig stabil, da der dorsale Bandapparat meist intakt ist. Problematischer sind die *Flexions- und Rotationstraumen*, die meist instabil sind, weil dabei sehr viel leichter Zerreißungen der Bänder und der Bandscheiben und Verschiebungen der Wirbelkörper auftreten können.

Die beiden obersten Bewegungssegmente, das atlantookzipitale Gelenk und das atlantoaxiale Gelenk, verleihen dem Kopf physiologischerweise größte Bewegungsfreiheit. Sie sind bei den extremen Bewegungen im Rahmen eines Schleudertraumas besonders gefährdet. Im Sektionsgut von Verkehrsunfallopfern finden sich besonders häufig Abrisse im Bereich der beiden oberen Gelenke [3]. Dies kommt vermutlich dadurch zustande, daß diese Verletzung, wenn sie eintritt, auch besonders leicht zum Tode führt.

Die Stabilisierung einer verletzten HWS ist praktisch immer zu erreichen. Neben konservativer Verfahren gibt es heute eine Reihe osteosynthetischer Methoden, mit denen zuverlässig und weitgehend funktionserhaltend eine Ausheilung erreicht wird. Ein weiterhin ungelöstes Problem ist die Tatsache, daß begleitende Rückmarkschäden irreversibel sind.

Bedeutung von Rückhaltesystemen

Rückhaltesysteme, wie der Sicherheitsgurt und der Airbag, haben erheblich dazu beigetragen, die Zahl der schweren Hirn- und HWS-Verletzungen zu reduzieren [7]. Die *frontalen und schrägfrontalen Kollisionen* belaufen sich auf über 50% der Verkehrsunfälle und sind die häufigste Ursache schwerer und tödlicher Verletzungen [6]. Die Abb. 2 zeigt in schematischer

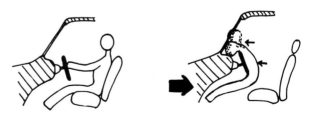

Abb. 2. Fahrzeug ohne angewandtes Rückhaltesystem. Fahrerposition vor (*links*) und während der Frontalkollison (*rechts*)

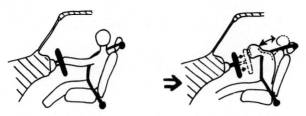

Abb. 3. Fahrzeug mit Dreipunktsicherheitsgurt. Fahrerposition vor (*links*) und während der Frontalkollision (*rechts*)

Weise den Ablauf beim ungeschützten Fahrer und Beifahrer. Nach dem Aufprall des Fahrzeugs bewegt sich der Insasse praktisch mit Kollisionsgeschwindigkeit weiter, so daß der Kopf an der Windschutzscheibe auf einer Strecke von wenigen Zentimetern abgebremst wird. Die kinetische Energie überträgt sich hier ungebremst auf die Gesichts-, Stirn- und Scheitelregion [10]. Vermutlich in Abhängigkeit vom Aufprallwinkel mit der Windschutzscheibe resultiert eine Flexions-, eine Extensions- oder auch eine Rotationsverletzung der HWS [8, 10]. Beim Fahrer kommt durch den Aufprall des Brustkorbs auf dem Lenkrad u.U. noch ein Schleudermechanismus des Kopfes hinzu.

Der *Dreipunktsicherheitsgurt* (Abb. 3) verhindert besonders bei niedrigeren Geschwindigkeiten den Kontakt des Schädels mit Lenkrad, Armaturenbrett oder Windschutzscheibe [10]. Speziell bei Fahrzeugen mit einer steifen Fahrgastzelle und Knautschzone profitiert der im Sitz zurückgehaltene Insasse von einer Verlängerung des Anhalteweges des Körpers [14]. Es kommt allerdings zu einer Schleuderbewegung des Kopfes nach vorne und dadurch ebenfalls häufig zu Flexionstraumen der HWS. Der Kopf prallt zwar insbesondere bei höheren Geschwindigkeiten u.U. noch auf dem Lenkrad auf, jedoch sind die Verletzungen am Kopf deutlich seltener und weniger schwer als beim ungeschützten Fahrer.

Den besten Schutz für das Gehirn und das obere Rückenmark bieten beim frontalen Aufprall die *Airbags* (Abb. 4). Sie wirken wie ein Kissen, führen zu einer kontrollierteren Abbremsung des Kopfes und vermeiden Drehbeschleunigungen des Schädels bei exzentrischem Aufprall. Beides reduziert die mechanische Belastung des Gehirns innerhalb des Schädels. Die Aufprallenergie wird auf eine größere Fläche verteilt, was lokale Impressionsfrakturen verhindern hilft. Insbesondere verbleibt die HWS in einer annähernd physiologischen Haltung. Dadurch werden direkte HWS-Verletzungen und die mit einem Schleudertrauma einhergehenden Winkelbeschleunigungen des Gehirns vermieden [5, 10].

Beim *seitlichen Aufprall* ist besonders auf der Unfallseite der Kopf durch den Aufprall an die Mittelsäule gefährdet. Daneben entstehen seitliche Hyperflexionstraumen der HWS. Der frontale Airbag hat bei Seitenaufprall keine Schutzwirkung. Der Sicherheitsgurt kann aber Kopf- und Wirbelsäulenverletzungen infolge eines Herumschleuderns des Insassen im Fahrzeug oder ein Herausschleudern verhindern.

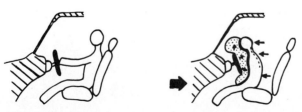

Abb. 4. Fahrzeug mit Airbag. Fahrerposition vor (*links*) und während der Frontalkollision (*rechts*)

Bei *Auffahrunfällen* sorgt die optimal eingestellte Nackenstütze neben Gurt und Airbag für den Hauptschutz [5]. Wenn diese fehlt oder falsch eingestellt ist, kommt es zu starken Extensionstraumen der HWS bis hin zum tödlichen „Genickbruch".

Das besonders gefährliche Herausschleudern beim *Überschlagunfall* wird durch den Sicherheitsgurt am zuverlässigsten verhindert. Beim Herausschleudern kommt es zu völlig unkontrollierten Aufprallverletzungen des Gehirns und zu grotesken Verrenkungen der Wirbelsäule. Infolgedessen ist die Mortalitätsrate bei solchen Unfallopfern bis zu 25mal höher als bei nicht herausgeschleuderten [5].

Schlußfolgerung

Neben den beklagenswerten Unfalltoten gibt es viele überlebende Unfallopfer mit bleibenden Lähmungen, Seh- und Hörverlust, mit epileptischen Anfällen oder gravierenden psychischen Veränderungen. Ihre Lebensqualität und die ihrer Angehörigen ist dadurch häufig auf Dauer nachhaltig beeinträchtigt. Durch konsequente Benutzung von Rückhaltesystemen ließe sich bei einem Teil der Opfer dieses Schicksal vermeiden.

Etwa die Hälfte aller Hirnverletzungen ereignen sich bei Pkw-Unfällen, gut die Hälfte davon bei einem frontalen oder schrägfrontalen Aufprall [5]. Gerade bei dieser Unfallkonstellation haben Gurt und Airbag ihre Effizienz nachgewiesen und bieten in Kombination maximalen Schutz. Man muß davon ausgehen, daß bei weiterer Verbreitung effizienter Rückhaltesysteme und ihrer konsequenten Benutzung sich die Zahl der Neurotraumen noch erheblich reduzieren läßt.

In unserem Fachgebiet ist das Behandlungsergebnis stark am Ausmaß der Primärverletzung geprägt. Die fehlende Regenerationsfähigkeit der Neurone limitiert hier weiterhin den Effekt aller Therapiebemühungen. So muß von uns mit besonderem Nachdruck auf die Bedeutung der Verletzungsprävention hingewiesen werden.

Literatur

1. Fife D, Jagger J (1984) The contribution of brain injury to the overall injury severity of brain-injured patients. J Neurosurg 60:697–699
2. Harris GF, Yogonandan N, Schmaltz D et al. (1993) A biomechanical impact test system for head and facial injury assessment and model development. J Biomed Eng 15
3. Hill IR (1993) Preventing vehicular injury. In: Mason JK (ed) The pathology of trauma. Arnold, London
4. Ironside JW (1993) Blunt injury to the head. In: Mason JK (ed) The pathology of trauma. Arnold, London
5. Jagger J (1992) Prevention of brain trauma by legislation, regulation, and improved technology. A focus on motor vehicles. J Neurotrauma 9 (Suppl 1)
6. Jagger I, Vernberg K, Jane IA et al. (1987) Air bags: Reducing the toll of brain trauma. J Neurosurg 20:5
7. Lipe HP (1985) Prevention of nervous system trauma from travel in motor vehicles. In: Journal of Neurosurgical Nursing, April, 17:2
8. Richard H, Daffner MD, Ziad D et al. (1988) Patterns of high-speed impact injuries in motor vehicle occupants. J Trauma 28/4:498–501

9. Robertson LS (1976) Estimates of motor vehicle seat belt effectiveness and use: Implications for occupant crash protection. Am J Pump Health 66:9
10. Schüler F, Wech L (1992) Reale, symmetrische Frontalkollisons-Simulation mit und ohne Airbag. Vortrag anläßlich der 22. Tagung der Oberrheinischen Rechtsmediziner 29./30. Mai 1992, Freiburg
11. Todorow S, Oldenkott P (1992) Beurteilung und Behandlung frischer Schädel-, Hirn- und HWS-Verletzungen. Deutscher Ärzte Verlag, Köln (Praktische Hirntraumatologie)
12. Traynelis V, Gold M (1993) Cervical spine injury in an air bag-equipped vehicle. J Spin Disord 61:60–61
13. Yang KH, Latouf BK, King AI (1992) Computer simulation of occupant neck response to airbag deployment in frontal impacts. J Biomech Engin 114:327
14. Wagner HJ (1984) Mechanik und Biomechanik des Unfalls. In: Verkehrsmedizin, Springer, Berlin Heidelberg New York Tokyo

Wirksamkeit und technische Bedeutung von Rückhaltesystemen aus der Sicht des Mund-, Kiefer- und Gesichtschirurgen

P. Stoll und R. Wächter

Einleitung und Problematik

In der Traumatologie kommt der Schädelverletzung große Bedeutung zu, da der Gesichts- und Hirnschädel am häufigsten betroffen ist [4, 9]. Was die Verletzungsschwere betrifft, so kann diese von einfachen Weichteilverletzungen bis zu schweren Schädel-Hirn-Traumen mit panfazialem Verletzungsmuster reichen.

Zur sicheren Beurteilung traumatisierter Patienten wurden fachspezifisch unterschiedliche Klassifikationen des Verletzungsausmaßes erstellt. Für die Einteilung bewußtloser Patienten hat sich der sog. Glasgow Coma Scale (GCS) bewährt [17]. Die allgemeine Verletzungsschwere kann beispielsweise nach der „Abbreviated Injury Scale" (AIS), dem „Injury Severity Score" (ISS) [1], der Einteilung nach Schweiberer et al. [15] oder nach dem Hannover-Polytraumaschlüssel (PTS) [10] klassifiziert werden. Zur Beurteilung von Gesichtsschädelfrakturen schlagen Schilli u. Joos [14] abweichend von bisherigen konventionellen Einteilungen, eine Zuteilung der Frakturen nach Regionen vor.

Verletzungshäufigkeit und Verletzungsschwere konnten seit Einführung von Sicherheitssystemen im Kfz-Bereich dramatisch reduziert werden. Der wesentliche Sicherheitsgewinn erfolgt durch den Einbau und obligatorischen Gebrauch von Sicherheitsgurten für Fahrer und Beifahrer. Danner et al. [2] konnten danach eine 75%ige Verminderung der Gesichtsschädelverletzungen bei Fahrer und Beifahrer statistisch nachweisen.

Auch bei Sicherung mit einem Dreipunktgurt können bestimmte Verletzungsmuster und -häufigkeiten beobachtet werden: Beim gesicherten Fahrer wird der Kopf in 50% der Fälle, der Brustkorb in 35% und das Abdomen in 8% verletzt. Beim Beifahrer ist dagegen das Verletzungsmuster etwas anders. Hier ist der Kopf in 39%, der Brustkorb in 44% und das Abdomen in 9% betroffen [8].

Grundsätzlich differenzieren wir zwischen Gesichts- und Hirnschädelverletzungen. Der Gesichtsschädel ist im mittleren Drittel als dünner, feiner Knochen aufgebaut, welcher wabenartig, gewissermaßen als Knautschzone für den Hirnschädel dient.

Im Gegensatz zum Mittelgesicht zeichnet sich der Unterkiefer durch seine kompakte, lamelläre Knochenstruktur aus, welche bezüglich Kraftverteilung und Bruchmechanismus andere biomechanische Eigenschaften aufweist. Es gibt hier ebenfalls Schwachpunkte, welche bei den Frakturen typischerweise betroffen sein können [4, 5, 7, 11, 12].

Durch die Verbesserung der Rettungssysteme und der Intensivmedizin sind schwerstverletzte Unfallopfer mit Gesichtsschädelfrakturen auch heute im Alltag eines großen traumatologischen Zentrums anzutreffen. Es handelt sich dabei meist um junge Patienten, welche ein sog. panfaziales Verletzungsmuster, teilweise kombiniert mit einem Schädel-Hirn-Trauma, aufweisen. Das panfaziale Verletzungsmuster ist charakterisiert durch eine Beteiligung von Unterkiefer und multiplen Frakturen der oberen 2 Gesichtsdrittel. Die Primärbehandlung erfolgt interdisziplinär unter Einbeziehung von Intensivmedizin, Unfallchirurgie, Mund-, Kiefer- und Gesichtschirurgie, Neurochirurgie und Ophthalmologie. Dem Schweregrad des Verletzungsmusters und der erforderlichen Dringlichkeit folgend wird schrittweise die entsprechende Behandlung eingeleitet.

War vor Einführung der Gurtsysteme und obligatorischer Anschnallpflicht vorwiegend der Unterkiefer bei Gesichtsschädelfrakturen betroffen, so sind heute Mittelgesichtsfrakturen zunehmend häufiger [13]. Nicht nur Verletzungshäufigkeit und Verletzungsmuster, sondern auch die Verletzungsschwere konnten erheblich reduziert werden. Nach den Gurtsystemen beginnen sich andere konstruktionsbedingte Sicherheitsmaßnahmen in Pkw wie Fahrer- und Beifahrerairbag in den letzten Jahren durchzusetzen. Von physikalischer Seite betrachtet bietet die Masse eines Pkw freilich immer noch einen sehr großen Sicherheitsbonus. Die träge Masse eines schweren Pkw läßt diesen im Vergleich zu einem Kleinwagen per se sicherer, da weniger schnell abbremsbar, wirken.

Material und Methode

Im Rahmen einer retrospektiven Studie wird anhand des Krankengutes der Klinik für Mund-, Kiefer- und Gesichtschirurgie der Universität Freiburg das Verletzungsmuster sowie die Verletzungsschwere von Mittelgesichts- und Unterkieferfrakturen bei Pkw-Unfällen aus heutiger Sicht untersucht und beurteilt. Von besonderem Interesse ist hierbei die Art des Unfallgeschehens und die erlittenen Verletzungen in Abhängigkeit vom eingesetzten Sicherheitssystem.

Die Studie umfaßt insgesamt 104 Patienten, welche zwischen 1989 und 1994 behandelt wurden. Diese Zahl entspricht etwa 20% aller in diesem Zeitraum operativ versorgten Gesichtsschädelfrakturen.

Die Auswertung erfolgte einserseits auf der Basis von Krankenakten (Patientenunterlagen, Röntgenbilder), andererseits anhand von speziell ausgearbeiteten Fragebögen. Diese wurden den Patienten zugesandt und enthielten weitere detaillierte Fragen zu Unfallmechanismus, Autotyp und Autoklasse sowie zu den vorhandenen Sicherheitsmaßnahmen.

In den Patientenunterlagen wurde das Verletzungsmuster und die Verletzungsschwere differenziert beschrieben. Die Angaben zur Ausstattung des Unfallfahrzeugs erlauben Rückschlüsse auf die entsprechenden Sicherheitsmaßnahmen. Speziell interessiert die Auflistung der verunfallten Patienten nach Risikogruppen. Hypothetisch sind beispielsweise Schwangere, Brillenträger, Patienten mit Herzschrittmacher, Patienten nach Sternotomie und Patienten mit Osteoporose zu nennen. Anhand unseres Patientenkollektivs konnten wir jedoch dazu keine gesicherten Aussagen machen. Lediglich 15 Patienten trugen eine Brille. Einer Mitteilung des Zentralverbands der Augenoptiker folgend, soll der Anteil der Brillenträger in der BRD über 16 Jahre etwa 60% betragen. Unsere Gruppe der Brillenträger ist im Vergleich hierzu unterrepräsentiert.

Die erhobenen Daten wurden einheitlich in einen Dokumentationsbogen übertragen und dann mit Hilfe des SAS-Systems (Statistical Analysis System) beim Institut für Biomedizinische Biometrie und Informatik an der Universität Freiburg ausgewertet.

Ergebnisse

Die Geschlechtsverteilung unseres Patientenkollektivs ($n = 104$) ist weitgehend ausgeglichen; 58 (55,8%) männliche Patienten stehen 46 (44,2%) weibliche gegenüber (1,26:1). Ein ähnliches Verhältnis zeigt eine Zusammenstellung der Bundesanstalt für Straßenwesen bei einer Untersuchung von angegurteten Personen mit Pkw-Unfällen ($n = 238$), $= 1,67:1$ [3].

Die Altersverteilung zeigt eine Häufung der Unfallopfer im Lebensalter zwischen 18 und 20 Jahren, also der Personengruppe unmittelbar nach Erwerb des Führerscheins (18,2%). Eine weitere Häufung fällt in der Altersgruppe zwischen 24 und 26 Jahren (ebenfalls 18,2%) auf.

Die erste Altersgruppe (18–20 Jahre) entspricht den Führerscheinneulingen und läßt diese als besonders gefährdete Personengruppe in unserer Untersuchung auffallen.

In einer Zusammenstellung des Statistischen Bundesamts scheint dagegen die Gruppe der Führerscheinneulinge weniger häufig betroffen zu sein [16] (Abb. 1).

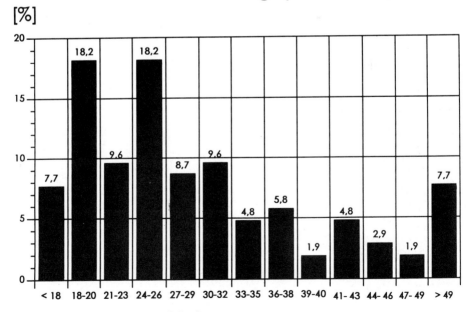

Abb. 1. Altersverteilung der Unfallopfer

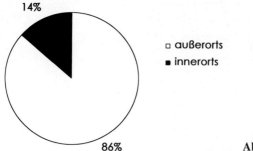

Abb. 2. Unfallort

Interessante Befunde lassen sich bezüglich der Unfallverteilung nach Jahreszeiten (Monaten), Wochentagen und Unfalluhrzeiten erheben. Patienten in unserem Kollektiv verunfallten überdurchschnittlich häufig in den Wintermonaten. Frühling, Sommer und Herbst sind mit jeweils ca. 20% vertreten, wohingegen sich 39% aller Unfälle im Winter ereigneten.

Eine Häufung der schweren Unfälle ist am Wochenende zu verzeichnen. Am Freitag, Samstag und Sonntag ereignen sich nahezu 60% aller Unfälle (57,7%), wohingegen sich an den restlichen 4 Werktagen lediglich 40% ereignen (42,3%). Bezüglich der Unfalluhrzeit nehmen die Nachtstunden (von 19–23 Uhr) die Spitzenposition ein. In der Zeit von 21–3 Uhr haben sich bei unserem Patientenkollektiv über 1/3 aller Unfälle ereignet (43,5% !).

Hieraus ergibt sich ein doch klassisches Verkehrsunfallopferprofil, welches folgendermaßen charakterisiert ist: Junger Mensch, alkoholisiert und als Nachtfahrer unterwegs auf einer Landstraße, außerorts; diese Kombination zeigt das höchste Unfallrisiko.

Bezüglich des Unfallortes überwiegt eindeutig die Landstraße mit 46,9% vor den Bundesstraßen, Autobahnen oder Hauptverkehrsstraßen. Zusammenfassend läßt sich

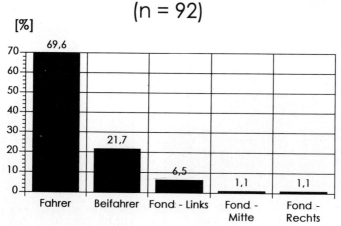

Abb. 3. Verteilung der Verletzten nach Sitzposition

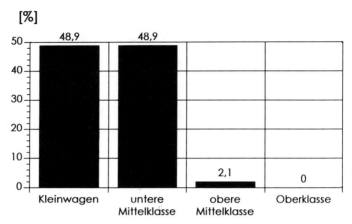

Abb. 4. Am Unfallgeschehen beteiligte Fahrzeugklassen

also eine Häufung von nahezu 90% der Unfälle außerorts feststellen, wobei sich davon die Mehrzahl (51,9%) im Bereich einer Kurve ereignet hat (Abb. 2).

Die Aufschlüsselung nach Insassenposition ergibt folgende Verteilung: Der Fahrer ist in nahezu 70% Unfallopfer, wohingegen der Beifahrer nur in ca. 20% betroffen ist. Verletzungen von Fondinsassen waren nur sehr selten zu beobachten. Ein Verhältnis der Insassen vorne zu Insassen hinten ergibt in unserem Kollektiv somit 10,5:1 (Abb. 3).

Nach der Aufteilung der Unfallwagen in Fahrzeugklassen zeigt sich, daß in unserer Gruppe mit wenigen Ausnahmen nur Kleinwagen und Wagen der unteren Mittelklasse vertreten waren. Wagen der oberen Mittelklasse und Oberklasse waren also in Verbindung mit schweren Gesichtsschädelverletzungen kaum oder nicht vertreten (Abb. 4).

Weiter von Interesse ist, daß etwa 1/3 der beobachteten Unfallwagen einer PS-Klasse von 95–175 PS zugeordnet werden konnten. Dies ergibt das Bild des stark motorisierten Kleinwagens.

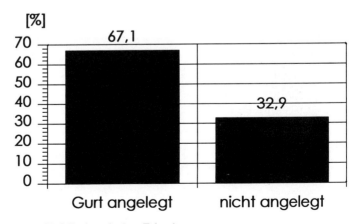

Abb. 5. Gurtanlegequote zum Unfallzeitpunkt (nur Fahrer)

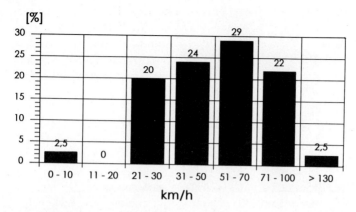

Abb. 6. Geschwindigkeit zum Unfallzeitpunkt

Das Baujahr der meisten Unfallwagen (93%) lag vor 1991. Kein Fahrzeug, auch von den neueren (Baujahr 1991–1994), war mit funktionsfähigem Airbag ausgestattet. Dies bedeutet, daß lediglich der Gurt als einziges Sicherungs- und Rückhaltesystem vorhanden war. Die Anschnallquote zum Unfallzeitpunkt betrug ca. 70%. Nahezu 1/3 aller Unfallopfer war nicht angegurtet (Abb. 5).

Die im Fragebogen am häufigsten angegebene Unfallgeschwindigkeit lag zwischen 50 und 70 km/h (29%), (Abb. 6).

Eine Angleichung nach unten bzw. eine Tendenz zur „Verharmlosung" ist wahrscheinlich. Man kann doch davon ausgehen, daß bei der typischen Unfallkonstellation – jugendlicher Fahrer, Nacht, kurvenreiche Landstraße – eine höhere Geschwindigkeit als 70 km/h gefahren wurde.

Frontalkollisionen waren in 70% zu verzeichnen. Seitliche Kollisionen oder ein Überschlag kamen vergleichsweise selten vor (Abb. 7). Als Kollisionsgegner war in knapp der Hälfte der Fälle ein Pkw beteiligt.

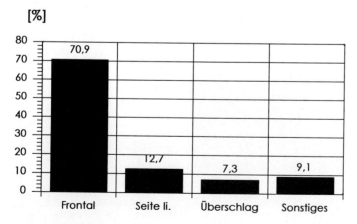

Abb. 7. Aufprallrichtung

Bei knapp 70% unserer Patienten war isoliert das Mittelgesicht verletzt worden. Eine isolierte Unterkieferverletzung zogen sich 12,5% zu. Bei 20,2% war es zu einer kombinierten, also komplexen Gesichtsschädelfraktur unter Einbeziehung des Mittelgesichts und des Unterkiefers gekommen. Dies ergibt ein Verhältnis von isolierter Mittelgesichtsfraktur zu Kombinationsfrakturen und isolierten Unterkieferfrakturen von 7:2:1.

Die einzelnen knöchernen Verletzungsmuster des gesamten Gesichtsschädels zeigt Abb. 8. Hieraus geht hervor, daß die Mittelgesichtsfrakturen einen erheblichen Schweregrad aufwiesen. Dies wird in der Häufung der Le-Fort-2- und -3-Frakturen (34,6% und 25%) charakterisiert. Laterale Mittelgesichtsfrakturen unter Einbeziehung der Jochbeine sind mit 32,7% ebenfalls häufig.

Auffallende Verletzungsmuster, verursacht durch eine Brille, sind nicht aufgefallen. Denkbar wären beispielsweise vermehrte Orbita- und Periorbitaverletzungen.

Nasoethmoidal- und Orbitabodenfrakturen sind in unserem Kollektiv mit 14–17% vertreten. In über 10% der Fälle war eine Sinus-frontalis-Fraktur aufgetreten, was wegen begleitender Duraeinrisse oft eine kombinierte neurochirurgisch-gesichtschirurgische Intervention erforderlich machte.

Im Bereich des Unterkiefers war der horizontale Ast in über 20% der Fälle betroffen. Etwas weniger häufig wurde der Gelenkfortsatz in das Verletzungsmuster einbezogen (17,3%).

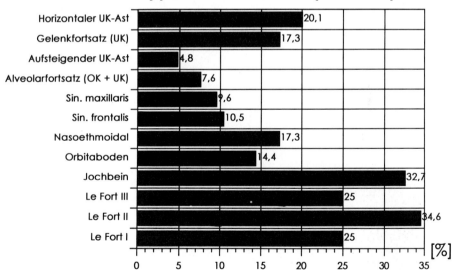

Abb. 8. Verteilung der knöchernen Verletzungsmuster im Gesichtsschädel

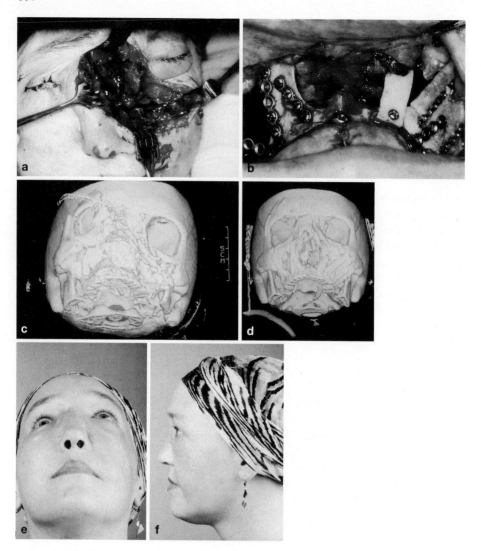

Abb. 9. a Zertrümmerung des gesamten Mittelgesichtskomplexes mit ausgedehnten Weichteilverletzungen. **b** Der Verlust der knöchernen Abstützung des Oberkiefers wurde (*links*) durch Reposition der Fragmente und Fixierung mit Miniosteosyntheseplatten (*rechts*) durch Ersatz des fehlenden Knochens mit Knochentransplantaten von der äußeren Schädelkalotte beseitigt. **c** Die 3D-CT-Rekonstruktion zeigt die weitgehende Auflösung der Mittelgesichtsarchitektur mit Zerstörung des nasoethmodialen Komplexes, der linken Orbita und Periorbita, des Jochbeins sowie beider Kieferhöhlen. **d** Die postoperative 3D-CT-Rekonstruktion zeigt die Wiederherstellung der Mittelgesichtsarchitektur. Durch intra- und extraorale Zugänge wurden sämtliche Fragmente in der Art eines Puzzle reponiert und über Miniosteosyntheseplatten fixiert. Die Knochendefekte im Bereich des linken Oberkiefers wurden mit Transplantaten von der äußeren Schädelkalotte überbrückt. **e, f** Patientin 2 Monate postoperativ

Fallbeispiele

Patientin 1. 28jährige, angeschnallte Pkw-Fahrerin mit schwerster Mittelgesichtsimpressions- und Trümmerfraktur, verursacht durch einen frontalen Pkw-Unfall. Bei Einlieferung war der zentrale Mittelgesichtskomplex vollständig zerborsten, die Weichteile über dem Nasengerüst sowie der linken fazialen Kieferhöhlenwand massiv gequetscht. Aufgrund des Hochgeschwindigkeitstraumas finden sich zahlreiche kleinste Knochenkompartments, welche massiv disloziert und nach zentrokranial verschoben sind. Das rechte Auge war massiv in Mitleidenschaft gezogen und konnte nicht erhalten werden (Abb. 9 c–f).

Patient 2. 25jähriger, nicht angeschnallter Pkw-Fahrer mit Unterkiefertrümmerfraktur im Bereich des horizontalen Asts links (Abb. 10 a–c).

Beide Beispiele zeigen, daß schwerste Mittelgesicht- und Unterkiefertrümmer- und Defektfrakturen mit Hilfe moderner Osteosyntheseverfahren überbrückt und rekonstruiert werden können. Bei Verwendung von Osteosynthesematerial aus Reintitan, welches heutzutage insbesondere im Mittelgesichtsbereich vorwiegend eingesetzt wird, kann auf eine Metallentfernung verzichtet werden. Ein weiterer entscheidender Vorteil besteht darin, daß bei notwendigen, postoperativen CT-Kontrollen keine störende Artefakte durch das Osteosynthesematerial verursacht werden (z.B. Abb. 9 c, d).

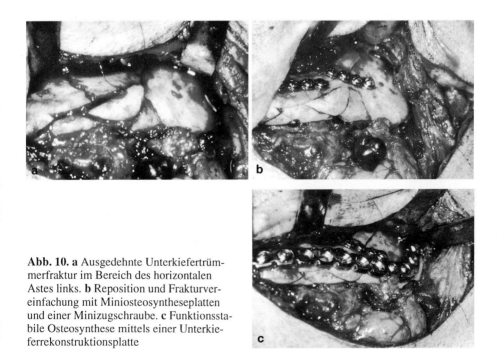

Abb. 10. a Ausgedehnte Unterkiefertrümmerfraktur im Bereich des horizontalen Astes links. b Reposition und Frakturvereinfachung mit Miniosteosyntheseplatten und einer Minizugschraube. c Funktionsstabile Osteosynthese mittels einer Unterkieferrekonstruktionsplatte

Diskussion

Die Faktoren jugendliches Alter, Nachtzeit, Landstraße und Alkohol charakterisieren eine typische Konstellation in unserem Krankengut.

Bei der Aufschlüsselung nach der Insassenposition fanden wir in 70% den Fahrer als Unfallopfer. Im Rahmen dieser retrospektiven Studie ist eine exakte Aufstellung der Verletzungsmuster aller Pkw-Insassen, also von Fahrer, Beifahrer und Fondinsasse, nicht möglich, da in der Regel meist nur ein Unfallopfer in unserer Klinik behandelt wurde.

Über die Verletzungsschwere und das Verletzungsmuster eventueller Mitinsassen liegen uns meist keine verläßlichen Angaben vor. Diese können nur im Rahmen einer prospektiven Untersuchung erhoben werden. Unsere Untersuchungen beschreiben lediglich den Unfallmechanismus und geben zusätzliche Hinweise auf mögliche Verletzungsursachen und Verletzungshintergründe.

Interessant sind die Beobachtungen bezüglich der betroffenen Fahrzeugklassen. Gesichtsschädelverletzungen in oberen Mittelklasse- und Oberklassefahrzeugen sind in unserer Untersuchung kaum aufgetreten. Es bleibt aber zu diskutieren, ob die in unserem Kollektiv stark vertretenen jugendlichen Fahrer überhaupt diese gehobene Fahrzeugklasse benutzen bzw. ob diejeniger Personen, welche diese Fahrzeuge fahren, sich so gesichert haben, daß sie eben nicht diese Verletzungen erleiden.

Das Verletzungsmuster scheint sich geändert zu haben. In einer Untersuchung von Schilli [13] wird ein Verhältnis von Oberkiefer- zu Unterkieferfrakturen beim angegurteten Fahrer von etwa 1:1 angegeben. Diese Untersuchung umfaßte den Beobachtungszeitraum von 1978–1982. In unserer Untersuchung zeigte sich ein Verhältnis von Oberkiefer zu Unterkiefer von 7:1, was also einem deutlichen Überwiegen der Mittelgesichtsverletzungen entspricht. Die schon von Schilli [13] beschriebene Tendenz der relativen Zunahme von Mittelgesichtsfrakturen bei angegurteten Fahrern hat sich also deutlich verstärkt. Im Hinblick auf die jetzt im Vordergrund stehenden Frakturen im mittleren Gesichtsdrittel läßt sich vermuten, daß der zunehmende Einsatz des Airbags hier eine erhebliche Reduktion der Gesichtsschädelverletzungen erreichen kann.

Ausblick

Obgleich die Anzahl der tödlichen Pkw-Unfälle trotz Zunahme der Verkehrsdichte innerhalb von 20 Jahren drastisch reduziert werden konnte (1972: 9.500 [2]; 1992: 6.400 [8]) dominieren die Schädelfrakturen bei ernsten und tödlichen Verletzungen [8] trotz Anwendung von Sicherheitsgurten. Es treten zwar insgesamt weniger tödliche Verkehrsunfälle auf, aufgrund der verbesserten Rettungskette und der modernen Intensivmedizin gelangen jedoch vermehrt Schwerstverletzte in die klinische Behandlung. Nach einer Hochrechnung des HUK-Verbands [6] könnte durch den konsequenten Einsatz des Airbags eine signifikante Verminderung tödlicher Verletzungen erzielt werden.

Es bleibt abzuwarten, ob in der Realität nach weiterem konsequenten Einsatz der modernen Sicherungs- und Sicherheitssysteme, wie beispielsweise Airbag auf der

Fahrer- und Beifahrerseite, oder noch Seitenairbag, künftig eine weitere drastische Verminderung schwerer Gesichtsschädelverletzungen eintreten wird.

Literatur

1. Baker P, O'Neill B, Haddon W (1974) The Injury Severity Score – a method for describing patients with multiple injuries and evaluating emergency care. J Trauma 14:187
2. Danner M, Langwieder K, Hummel Th (1987) Experience from the analysis of accidents with a high belt usage rate and aspects of continued increase in passenger safety. 11th International Technical Conference on Experimental Safety Vehicles ESV Washington DC
3. Friedel B, Krupp R, Lenz K-H, Löffelholz H (1978) Sicherheitsgurte in Personenkraftwagen – Neuere Erkenntnisse und Folgerungen. Unfall- und Sicherheitsforschung Straßenverkehr 17
4. Gabka J, Harnisch H, Meyer H (1975) Kieferbrüche – Ein Leitfaden für den Zahnarzt. Quintessenz, Berlin
5. Haase S, Sieron J, Kreidler J, Hüls H (1983) Häufigkeit und Ergebnisse der konservativen und operativen Behandlung von Unterkieferfrakturen. Dtsch Zahnärztl Z 38:376
6. HUK-Verband (1994) Airbags im realen Unfallgeschehen – Anforderungen und Wirkmöglichkeiten. Mitteilung Nr. 9403
7. Jeckel N, Schwarz U, Biggel A, Niederdellmann H, Schilli W (1983) Ursachen, soziale Begleitumstände und Frakturverlauf bei Kieferfrakturen. Dtsch Zahnärztl Z 38:304
8. Langwieder K, Hummel Th (1994) Airbags im realen Unfallgeschen – Anforderungen und Wirkmöglichkeiten – Drittes Internationales AKZO Nobelsymposium für Fahrzeuginsassen-Rückhaltesysteme, Köln
9. Müller W (1969) Häufigkeit, Sitz und Ursachen der Gesichtsschädelfrakturen. In: Reichenbach E (Hrsg) Traumatologie im Kiefer- Gesichtsbereich. Barth, München
10. Oestern H, Tscherne H, Sturm J, Nerlich M (1985) Klassifizierung der Verletzungsschwere. Unfallchirurg 88:465
11. Pape HD (1984) Knöcherne Verletzungen des Mittelgesichts und des Unterkiefers. In: Engelhardt GH (Hrsg) Unfallheilkunde für die Praxis. de Gruyter, Berlin New York
12. Schegg HK (1977) Praxis der funktionellen Kieferbruchbehandlung. In: Neuner O (Hrsg) Maxillofaciale Traumatologie. de Gruyter, Berlin New York
13. Schilli W (1983) Typische Verletzungsmuster bei Gesichtsschädelverletzungen nach Verkehrsunfällen – und ihre Behandlung. Kurt Steim-Symposium über moderne Rückhaltesysteme, Freiburg
14. Schilli W, Joos U (1991) Behandlung panfazialer Frakturen. Fortschr Kiefer Gesichtschir 36:36–38
15. Schweiberer L, Dambe T, Klapp F (1978) Die Mehrfachverletzung: Schweregrad und therapeutische Richtlinien. Chirurg 49:608
16. Statistisches Bundesamt (1977) Straßenverkehrsunfälle. Fachserie 8, Reihe 3.3
17. Teasdale G, Jennett B (1974) Assessment of coma and impaired consciousness. A practical scale. Lancet II:81

Wirksamkeit und klinische Bedeutung von Rückhaltesystemen aus der Sicht des Unfallchirurgen

Der Airbag im realen Unfallgeschehen

E. H. Kuner, W. Schlickewei und D. Oltmanns

Die Einführung des Dreipunktgurtes hat eine signifikante Reduzierung von Verletzungen bei angeschnallten Pkw-Insassen bewirkt. Weiterführende Sicherheitsüberlegungen haben zur Entwicklung des Airbags geführt, der als zusätzliches passives Sicherheitssystem gedacht ist. Experimentelle Untersuchungen belegen eindrucksvoll, wie effektiv ein Airbag unter Versuchsbedingungen ist, v.a. schwere Kopf- und Thoraxverletzungen können verhütet oder zumindest in ihrem Verletzungsgrad reduziert werden. Bis heute liegen aber nur wenige Untersuchungen zum Thema „Airbag beim Straßenverkehrsunfall" vor. Hierbei handelt es sich v.a. um Arbeiten aus dem angelsächsischen Sprachraum, die unter grundsätzlich anderen äußeren Bedingungen erstellt wurden, da die Gurtanlegequote in Amerika bei durchschnittlich 50% liegt [18]. Demgegenüber liegt die Gurtanlegequote in Deutschland bei über 95% [21].

In den Ländern, in denen eine hohe Gurtanlagequote besteht, ist der Airbag als zusätzliche Sicherheitskomponente, v.a. beim Frontalanprall bei einem Aufprallwinkel von ± 30° zu sehen. Untersuchungen von Langwieder [12] zeigten die Verletzungsschwerpunkte bei angeschnallten Fahrern ohne Airbag. Dominierend sind nach wie vor schwere Kopf- und Brustkorbverletzungen. Deutlich ist in diesem Kollektiv die Verringerung der Augenverletzungen. Interessant ist in diesem Zusammenhang auch, daß bei einer durchschnittlichen Anlegequote von 95% bei allen Pkw-Fahrern bei den getöteten Pkw-Insassen nach Ergebnissen der HUK-Unfallforschung die Sicherungsquote mit Gurt nur bei 70% liegt. Hier ist ein interessanter Ansatzpunkt zu sehen, diese Fahrzeuginsassen durch eine additive Airbagausstattung zu sichern.

Arbeiten von Brambilla [2] und Zeidler [25] belegen für einen speziellen Fahrzeughersteller bei additiver Sicherung der Fahrzeuginsassen mit Airbag einen signifikanten Rückgang des Risikos von mittelschweren bis schweren Kopf-Hals-Verletzungen bei Frontalkollisionen und für Thoraxverletzungen. Auffällig ist besonders der Rückgang lebensbedrohlicher Verletzungen. Zu ähnlichen Ergebnissen kommt Otte [15].

Die Kenntnis dieser Ergebnisse war Anlaß, eine Studie über die Wirksamkeit des Airbags bei Unfallpatienten, die in unfallchirurgischen Abteilungen in Deutschland behandelt wurden, zu erstellen. Darüber hinaus wurden die auf dem deutschen Markt tätigen Automobilhersteller im Rahmen einer Umfrage angesprochen, inwieweit derzeit die Ausstattung der Fahrzeuge mit Airbags realisiert ist und welche Argumente aus Sicht der Hersteller für die Verwendung verschiedener Airbagtypen und Systeme sprechen.

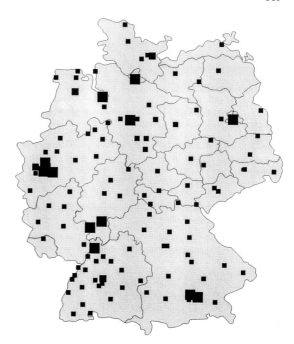

Abb. 1. Verteilung der angeschriebenen unfallchirurgischen Kliniken in Deutschland

Material und Methoden

Derzeit ist die Ausstattung von Pkw mit Airbags noch wenig verbreitet. Um ein größeres Patientengut auswerten zu können, wurde deswegen eine Sammelstudie durchgeführt. Es wurden insgesamt 181 chirurgische Abteilungen in Deutschland (Abb. 1) mit einem Fragebogen angeschrieben: Alle Krankenhäuser mit unfallchirurgischen Abteilungen mit mehr als 50 Betten und alle sonstigen chirurgischen Abteilungen mit einer Abteilungsgröße von mehr als 100 Betten. Hiermit konnten flächendeckend die größeren Kliniken in allen Bundesländern erfaßt werden.

Es wurden Informationen zu folgenden Fragen gesammelt:

- Anzahl der Verunfallten, bei denen der Pkw mit Airbag ausgerüstet war?
- Sitzposition der Verunfallten?
- Wagentyp (Kompakt-, Mittel-, Oberklasse)?
- Straßentyp?
- Geschwindigkeit des Fahrzeugs beim Unfall?
- Verletzungsschwere des Verunfallten [erfaßt nach dem „Abbreviated Injury Scale" (AIS)] [9]?

Darüber hinaus wurde gefragt, ob Verletzungen beobachtet wurden, die evtl. durch den Airbag selbst entstanden oder ob spezielle Verletzungen, die in der bisher vorliegenden medizinischen Literatur zum Thema Airbag beobachtet werden, im eigenen

Patientengut ebenfalls gefunden wurden. Außerdem wurde nach Unfällen von Schwangeren oder Patienten mit Schrittmacher gefragt.

In einem 2. Teil wurden insgesamt 26 Automobilfirmen in Deutschland mit einem Marktanteil von zusammen über 95% angeschrieben. Die hier gestellten Fragen sollten einen Überblick über die Ausrüstungsquote mit Airbag und zusätzliche Informationen über verschiedene Airbagsysteme geben. Gefragt wurden folgende Themenkomplexe:

- Seit wann werden Fahrzeuge des jeweiligen Herstellers mit Airbag ausgerüstet?
- Wie hoch ist im Produktionsanteil von 1993 die Ausstattung mit Airbag?
- Wie hoch soll der Produktionsanteil von Fahrzeugen mit Airbag im Jahr 1994 sein?
- Welche Automobilklassen werden serienmäßig mit Airbag ausgestattet?
- Welche Baureihen werden serienmäßig mit Beifahrerairbag ausgestattet?
- Für welche Baureihen werden Fahrer- bzw. Beifahrerairbags als Sonderaustattung geliefert?
- Welcher Airbagtyp (US-Standard, Euroairbag) wird bevorzugt? Welche Argumente sprechen aus Sicht des Herstellers für oder gegen die jeweiligen Systeme?
- Wurden eigene Tests mit Airbag durchgeführt?

Ergebnisse

Von 181 Kliniken haben 145 die zugesandten Fragebogen beantwortet (80,1%). Von diesen 145 Kliniken konnten 99 (68,3%) im Jahr 1993 keine mit Airbag gesicherten

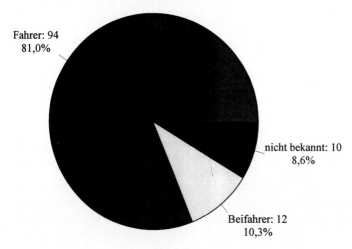

Abb. 2. Sitzposition der Verunfallten, die durch Airbag gesichert waren

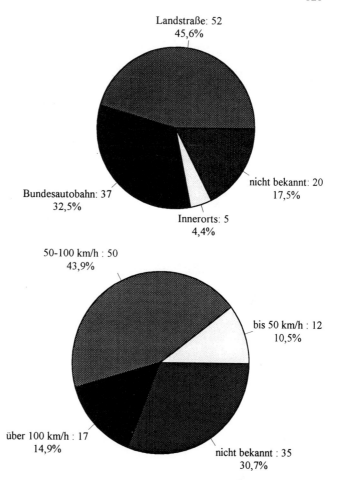

Abb. 3. Unfallort (Straßenart) und Geschwindigkeit der verunfallten 114 Pkw

Verunfallten beobachten und hierzu Aussagen machen. Insgesamt 45 Kliniken (31%) berichteten über 114 Pkw-Unfälle mit 116 Verletzten, bei denen der Unfall-Pkw mit Airbag ausgestattet war. Bei 2 Unfällen waren Fahrer und Beifahrer durch Airbag gesichert, so daß insgesamt 116 Verletzte ausgewertet werden konnten. Von den 116 Verunfallten waren 94 durch Airbag gesicherte Fahrer (81%), 12 Verunfallte waren als Beifahrer durch Airbag gesichert (10,3%), bei 10 Personen war hierzu keine sichere Aussage zu gewinnen (Abb. 2). Von den 114 Fahrzeugen gehörten 64,9% der Fahrzeugoberklasse an, 20,2% der Mittelklasse und nur 0,9% der Kompaktklasse. Bei 14% der Fahrzeuge war keine sichere Zuordnung möglich. Die Unfälle ereigneten sich zu 45,6% auf Landstraßen, zu 32,5% auf der Bundesautobahn und zu 4,4% innerorts; 10,5% der Unfälle ereigneten sich bei einer Geschwindigkeit bis 50 km/h, 43,9% bei Geschwindigkeiten zwischen 50 und 100 km/h und bei 17 Unfällen lag eine Unfallgeschwindigkeit von über 100 km/h vor (14,9%) (Abb. 3).

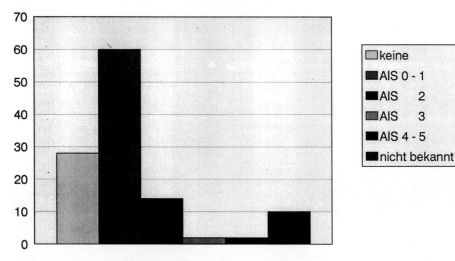

Abb. 4. Verteilung der Kopf- und HWS-Verletzungen nach AIS

Verletzungsmuster

Die Auswertung der Verletzungsmuster von Kopf- und HWS-Verletzungen zeigt, daß 24,2% der Patienten im Kopf- und HWS-Bereich nicht verletzt waren; 51,7% erlitten leichte (AIS 1) Verletzungen; 12,1% Verletzungen vom Schweregrad AIS 2 und je 1,7% Verletzungen vom Schweregrad AIS 3 bzw. AIS 4 und schwerer (Abb. 4). Bei der Auswertung der Thoraxverletzungen zeigte sich, daß 37,9% der Patienten keine,

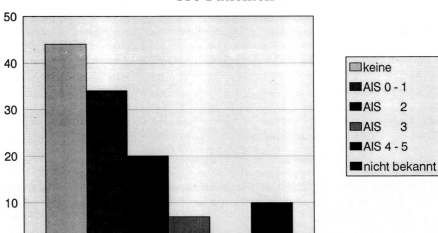

Abb. 5. Verteilung der Thoraxverletzungen nach AIS

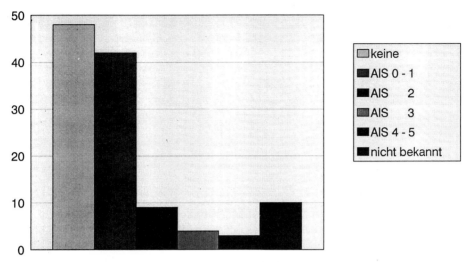

Abb. 6. Verteilung der Abdominalverletzungen nach AIS

29,3% Verletzungen vom AIS-Grad 1 hatten, 17,2% vom AIS-Grad 2 und nur 3,6% vom AIS-Grad 3 und 1% vom AIS-Grad 4 und schwerer (Abb. 5). Die Auswertung der Abdominalverletzungen zeigte bei 52,2% der Patienten keine Abdominalverletzungen, AIS 1 bei 29,3%, mäßige Verletzungen (AIS 2) bei 7,8% und bei 3,4% Verletzungen vom AIS-Grad 3 und 2,6% vom AIS-Grad 4 und schwerer (Abb. 6). Ein deutlich differentes Bild liefert die Auswertung der Extremitätenverletzungen (Abb. 7): 31,1% der Patienten blieben unverletzt, 26,7% zogen sich leichte Verlet-

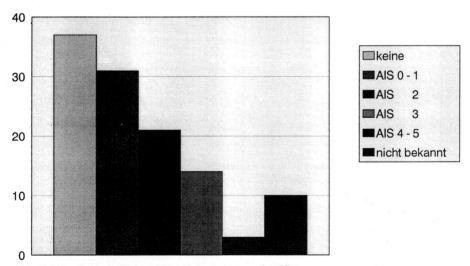

Abb. 7. Verteilung der Extremitätenverletzungen nach AIS

zungen (AIS 1) zu, 18,1% mäßige Verletzungen (AIS 2). Schwere Extremitätenverletzungen (AIS 3) waren bei 12,1% der Patienten zu beobachten und schwerste Verletzungen (AIS 4+) wurden bei 2,6% der Patienten beobachtet. Probleme, die auf den Airbag selbst zurückgeführt wurden, wurden in einigen Fällen beschrieben. Hierbei handelt es sich um Prellungen und Schürfungen im Gesicht bei 15,5% der Patienten, Prellungen und Schürfungen des Thorax bei 5,2% und Schürfungen des Unterarms und Handgelenks bei 3 Patienten (2,6%). Bei 1 Patienten wurden temporäre Atembeschwerden durch das Airbaggas beschrieben. Bei insgesamt 10 Patienten (8,6%) wurde ein HWS-Hyperextensionstrauma beobachtet. Hier ist nicht sicher, ob dies allein durch den Airbag ausgelöst wurde [1, 22].

Antworten der Automobilhersteller

Von den 26 angeschriebenen Automobilherstellern haben alle den Fragebogen beantwortet. Insgesamt konnten so 97,4% des deutschen Pkw-Marktes [6] erfaßt werden. Lediglich 3 Hersteller statteten ihre Fahrzeuge zum Zeitpunkt der Studie noch nicht mit Airbag aus, so daß sie nicht weiter gewertet wurden. Während 1980 auf dem deutschen Markt lediglich 1 Anbieter Fahrzeuge mit Airbag ausstattete, bieten somit derzeit 23 von 26 der größeren Produzenten Airbags an. Die Analyse zeigt, daß bis 1988 insgesamt 6 Hersteller die Zusatzausstattung anboten, bis Ende 1993 insgesamt 16 weitere Anbieter hinzugekommen waren und 2 weitere im Jahr 1994 dazukamen (Abb. 8). Auffällig ist, daß einige große Marktanbieter derzeit noch eine sehr geringe Airbagausstattung haben; 1/3 der Hersteller (34,8%) bietet eine serienmäßige Airbagausstattung für den Fahrer, 8,7% sowohl für Fahrer und Beifahrer, während 56,5% lediglich von der Fahrzeugklasse abhängig mit Airbag ausstatten.

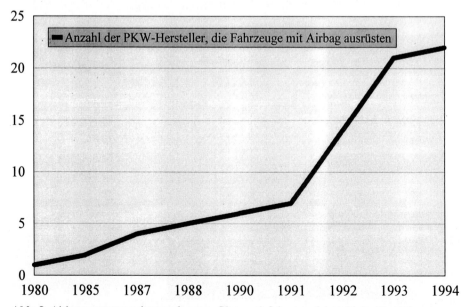

Abb. 8. Airbagausstattung der zugelassenen Pkw nach Jahren und Anzahl der Hersteller

Diskussion

Die hohe Resonanz der Kliniken auf die Umfrage (80,1% Antworten) ist durch die Aktualität des Themas verständlich. Die räumliche Verteilung von Klinikantworten über durch Airbag gesicherte Patienten (Abb. 9) zeigt, daß kaum Fälle aus den neuen Bundesländern gemeldet wurden, was durch die noch geringere Ausrüstung von Fahrzeugen mit Airbag in den neuen Bundesländern bedingt sein mag. Der relativ niedrige Anteil von Beifahrern, die mit Airbag gesichert waren, erklärt sich durch die noch geringe Ausstattung der Fahrzeuge mit Beifahrerairbag. Auch die Verteilung der Fahrzeugklassen findet hier die Erklärung. Im Jahr 1993 waren Fahrzeuge der Kompaktklasse kaum mit Airbag ausgestattet.

Interessant ist der Vergleich der Straßenart, auf der sich die Unfälle ereigneten und der Verteilung der Pkw-Unfälle laut Statistischem Bundesamt [21]. Während im Bundesdurchschnitt sich 6,6% der Unfälle auf der Bundesautobahn ereigneten, sind dies in der vorliegenden Studie 32,5%. Bei Landstraßenunfällen mit Verletzten lagen diese im Bundesdurchschnitt bei 28,9%, in der eigenen Untersuchung bei 45,6%. Signifikante Unterschiede bestehen auch bei Unfällen innerorts. Hier passierten im Bundesdurchschnitt 64,4% der Unfälle mit Personenschaden, während sich nur 4,4% der Verunfallten in der Studie die Verletzungen innerorts zuzogen. Dies kann als sicherer Hinweis für die Reduzierung der Verletzungsschwere bei zusätzlicher Sicherung mit Airbag gewertet werden. Aus den vorliegenden Daten kann gefolgert werden, daß das Risiko bei einem Airbag geschützten Pkw-Fahrer, innerorts (bei entsprechender Geschwindigkeit) relevante Verletzungen bei einem Unfall zu erleiden, durch diese zusätzliche Sicherheitskomponente deutlich reduziert ist.

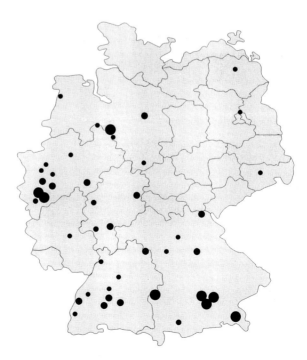

Abb. 9. Verteilung der Kliniken, die durch Airbag gesicherte Unfallverletzte mitgeteilt haben

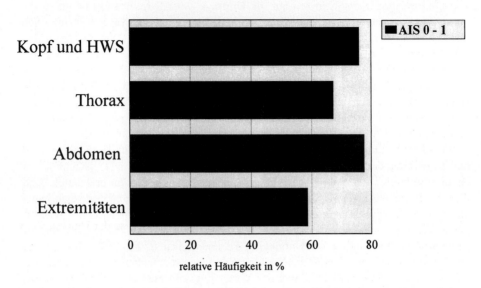

Abb. 10. Häufigkeit leichter Verletzungen (AIS –1) bei durch Airbag gesicherten Verunfallten

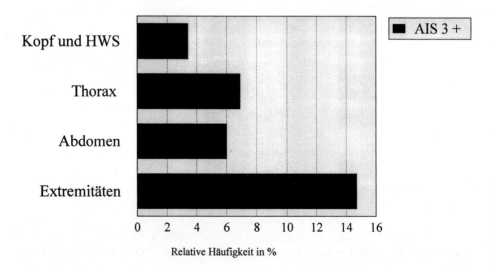

Abb. 11. Häufigkeit schwerer Verletzungen (AIS 3+) bei durch Airbag gesicherten Verunfallten

Es zeigt sich weiterhin deutlich bei der Analyse der Ergebnisse, daß bei mit Airbag gesicherten Patienten überwiegend leichtere Verletzungen festzustellen waren. Wenn man die Leichtverletzten (Gruppe AIS 0–1) zusammenfaßt, beträgt der Anteil bei Kopf- und HWS-Verletzungen 75,9%, für den Thorax 67,2%, für den Abdominalbereich 77,6%. Bei den Extremitätenverletzungen liegt der Anteil bei 58,6% (Abb. 10). Auch bei diesen schweren Verletzungen (AIS 3+) ist der Einfluß des Airbags deutlich erkennbar: Lediglich 3,4% der Patienten zogen sich schwere Kopfverletzungen zu, 6,9% schwere Thoraxverletzungen und 6% der Patienten Abdominalverletzungen. Mit 14,7% stehen hier die schweren Extremitätenverletzungen deutlich im Vordergrund (Abb. 11).

Ein wesentliches Ziel der Airbagentwicklung war die Verminderung der Verletzungsschwere bei Kopf-, Hals- und Thoraxverletzungen. Daß dieses Ziel erreicht wurde, kann mit den vorliegenden Ergebnissen belegt werden. Ein Vergleich mit einer Studie von Zeidler [25] zeigt den relativen Rückgang schwererer Verletzungen bei zusätzlich mit Airbag gesicherten Patienten. Der in diesem Patientengut niedrigere Anteil von Unverletzten ist dadurch zu erklären, daß in unserer Studie grundsätzlich nur Fälle mit Verletzten erfaßt wurden, im Unterschied zu der Untersuchung von Zeidler, der Unfälle eines Fahrzeugtyps ausgewertet hat. Ebenso deutlich zeigt sich der Rückgang der Verletzungsschwere bei den Thoraxverletzungen.

Die Auswertung zeigt ferner, daß schwere Extremitätenverletzungen bei den erfaßten Patienten deutlich häufiger auftreten als schwere Verletzungen im Bereich des Kopfes und des Stamms. Der Bereich der Extremitäten ist durch den Airbag nicht gesichert, so daß hierdurch keine Reduzierung der Verletzungsschwere gerade in dieser Region zu erwarten ist.

Durch den Airbag ausgelöste Verletzungen waren in der Regel leichterer Art. Hierbei standen die durch den Kontakt mit dem entfalteten Airbag entstandenen Schürfungen und Prellungen im Gesicht, am Thorax und den Unterarmen im Vordergrund; HWS-Überstreckungen können nicht mit Sicherheit auf den Airbag zurückgeführt werden. In der Literatur wiederholt beschriebene Augenverletzungen [3, 5, 7, 11] traten nur in 1,7% der Fälle auf (eine Schnittverletzung durch ein zerstörtes Brillenglas, eine perforierende Augenverletzung wiederum durch eine Brille). Die geringe Zahl ist allerdings auch durch die Tatsache zu erklären, daß ausschließlich chirurgische Kliniken und nicht Augenabteilungen angeschrieben wurden. Insgesamt kann man sagen, daß Verletzungen, die durch den Airbag ausgelöst werden, selten sind, so daß die bereits zu einem früheren Zeitpunkt bei Einführung der Sicherheitsgurte geführte Diskussion über gurtbedingte Verletzungen beim Airbag nicht erneut begonnen werden muß.

Die Ergebnisse zeigen, daß der Airbag als Rückhaltesystem in Verbindung mit Dreipunktgurt einem eindeutig verbesserten Schutz für den Insassen bewirkt.

Die Bestandsaufnahme bei der Automobilindustrie ist auf den Stichtag Februar 1994 zu beziehen. Hier ist ein deutlicher Umbruch festzustellen. Zunehmend werden Fahrzeuge mit Airbag ausgestattet. Der Vergleich der Ausstattung 1993 und 1994 zeigt bei einzelnen der 26 angeschriebenen Anbietern eine Steigerungsrate auf das 30fache, insgesamt 8 Hersteller wollen diese Sicherheitskomponente jetzt in ihrer Grundausstattung anbieten. Die Entscheidung zwischen den Airbagsystemen (USoder Eurobag) wird mit unterschiedlichen Argumenten begründet. Während vor allem höhere Sicherheitsreserven für die Anwendung des US-Systems aufgeführt werden, wird für den Eurobag die hohe Gurtanlegequote in Europa und der geringere Platzbedarf als entscheidender Grund aufgeführt. Inwieweit das Argument, daß der US-Airbag zu einer zu hohen Nackenbelastung führt und deswegen ein Wechsel auf den Euroairbag sinnvoll wäre, ist in der Literatur nicht belegt bzw. wird unterschiedlich diskutiert. Daten zu Testuntersuchungen wurden kaum oder sehr unvollständig vorgelegt. Die wesentliche Begründung war hierfür der Patientenschutz. Zu diskutieren ist, ob Fortschritte bei passiven Sicherheitssystemen nicht durch eine Kooperation der Hersteller einer möglichst großen Zahl von Pkw-Insassen angeboten werden sollte.

Zusammenfassung

Durch die hohe Gurtanlegequote ist es in Deutschland zu einer signifikanten Reduzierung schwerer und tödlicher Verletzungen bei Verkehrsunfällen gekommen. Der jetzt in zunehmendem Maß in die Fahrzeuge eingebaute Airbag (Fahrer- und Beifahrerairbag) ist als additives passives Sicherheitsmittel zu sehen. Die Wirksamkeit wurde in einer Sammelstudie, an der sich 45 Unfallkliniken aus Deutschland beteiligt haben, überprüft. Die Auswertung von insgesamt 116 Unfällen bei mit Airbag-gesicherten Patienten, die im Jahr 1993 in unfallchirurgischen Abteilungen in Deutschland behandelt wurden, zeigt, daß im Kopf-, HWS- und Thoraxbereich überwiegend leichtere Verletzungen beobachtet werden. Zum Teil sind in diesem Bereich durch den Airbag ausgelöste leichte und oberflächliche Verletzungen (Schürfungen und Prellungen des Gesichts- und Thoraxbereichs) zu beobachten. Dies darf aber nicht über die erhebliche Minderung der Verletzungsschwere bei mit Airbag-gesicherten Patienten hinwegtäuschen. Auffällig ist, daß weiterhin eine hohe Zahl von Patienten schwere Verletzungen im Bereich der unteren Körperhälfte und Füße (AIS 3+) erlitt. Hier sind zukünftige Bemühungen erforderlich, um eine weitere Reduktion der Verletzungsschwere zu erreichen: größer gestaltete Fußräume, gepolsterte Armaturentafeln und nicht in den Insassenraum intruierende Pedale sind als Verbesserungspunkte zu sehen.

Der von der Industrie gezeigte Trend, zunehmend Fahrzeuge mit Airbag auszustatten, muß nachhaltig unterstützt werden. Im Jahr 1994 sollen in Deutschland angeblich bereits über 60% der produzierten Pkw serienmäßig mit diesem modernen Sicherheitssystem ausgestattet sein. Es hat den Anschein, daß eine zusätzliche gesetzgeberische Unterstützung, wie beim Sicherheitsgurt, bei der Airbagausstattung nicht notwendig ist, da ein größeres Sicherheitsbedürfnis bei den Pkw-Fahrern zu einer standardmäßigen Ausrüstung mit diesem Sicherheitssystem zu führen scheint.

Literatur

1. Blacksin MF (1993) Patterns of fracture after air bag deployment. J Trauma 35/6:840–849
2. Brambilla L (1992) Sicherheitskomponente für hohe Komfortansprüche: Rückhaltesysteme in der neuen S-Klasse von Mercedes-Benz. Bag & Belt März 1992
3. Braude LS (1992) Protective eyewear needed with driver's-side air bag? [letter]. Arch Ophthamol 110/9:1201

4. Evans L (1991) Airbag effectiveness in preventing fatalities predicted according to type of crash, driver age, and blood alcohol concentration. Accid Anal Prev 23/6:531–541
5. Fukagawa K, Tsubota K (1993) Corneal endothelial cell loss induced by air bags. Ophthalmol 100/12:1819–1823
6. Haack A (1994) Zulassungszahlen. MOT 9 Apr 1994
7. Han DP (1993) Retinal detachment caused by air bag injury. Arch Ophthalmol 111:1317–1318
8. Huelke DF, Moore JL, Ostrom M (1992) Air bag injuries and occupant protection. J Trauma 33/6:894–898
9. Hundelshausen B, von Brosch R, Schneck HJ, Tempel G (1986) Der Injury Severity Score (ISS) zur Klassifizierung polytraumatischer Patienten. Zentralbl Chir 111:1025–1033
10. Ingraham HJ, Perry HD, Donnenfeld ED (1991) Air-bag keratitis [letter]. N Engl J Med 324/22:1599–1600
11. Kuhn F, Morris R, Witherspoon CD, Byrne JB (1993) Air bag: Friend or foe? Arch Ophthalmol 111:1333–1334
12. Langwieder K (1992) Passive safety and occupant injuries – present status and future priorities. HUK-Verband Airbag 2000
13. Lesher MP, Durrie DS, Stiles MC (1993) Corneal edema, hyphema and angle recession after air bag inflattion. Arch Ophthalmol 111:1320–1322
14. Mishler KE (1991) Hyphema caused by air bag [letter; comment]. Arch Ophthalmol 109/12:1635
15. Otte D (1993) Stellenwert vorhandener Pkw-Sicherheitskonzepte im Unfallgeschehen und Entwicklungsmöglichkeiten. „Unfall- und Sicherheitsforschung Straßenverkehr". Bundesanstalt für Straßenwesen 89:155–162
16. Rimmer S, Shuler JD (1991) Severe ocular trauma from a driver's-side air bag [letter] [see comments]. Arch Ophthamol 109/6:774
17. Rosenblatt MA, Freilich B, Kirsch D (1993) Air bag associated ocular injury. Arch Ophthamol 111:1318
18. Schuster H, Enßlen A, Oehm K, Ritters EW (1992) Der neue Airbag von Volkswagen. Automobiltech Z 94:3
19. Scott IU, John GR, Stark WJ (1993) Airbag-associated ocular injury and periorbital fractures [letter]. Arch Ophthamol 111/1:25
20. Smally AJ, Binzer A, Dolin S, Viano D (1992) Alkaline chemical keratitis: eye injury from airbags. Ann Emerg Med 21/11:1400–1402
21. Statistisches Bundesamt (1992) Verkehrsunfälle 1992. Verkehr Fachserie 8 Reihe 7
22. Traynelis VC, Gold M (1993) Cervical spine injury in an air-bag-equipped vehicle. J Spinal Disord 6/1:60–61
23. Whitacre MM, Pilchard WA (1993) Air bag injury producing retinal dialysis and detachment. Arch Ophthalmol 111:1320
24. Zador PL, Ciccone MA (1993) Automobile driver fatalities in frontal impacts: air bags compared with manual belts. Am J Public Health 83/5:661–666
25. Zeidler F (1994) Erfahrungen aus 25 Jahren Unfallforschung bei Mercedes-Benz. Bag & Belt
26. Zipermann HH, Cromack JR, Clark JM (1976) Air bags and seatbelts in injury amelioration. J Trauma 16/9:686–693

Sachverzeichnis

Abbreviated Injury Scale 11, 42, 107, 119
Abdominalverletzungen 35, 107, 123, 127
Airbag 2, 4, 16, 28, 37, 48, 72, 90, 96, 104, 118
– Alkaliverätzung 97
– Augenverletzung 96
– Auslöseschwelle 31
– Ausrüstungsquote 120
– Effizienz 37
– Entfaltungsdynamik 59
– Größe 59
– HWS-Hyperextensionstrauma 124
– leichte Verletzungen 126
– Probleme 124
– Sammelstudie 119
– schwere Verletzungen 126
– Wirksamkeit 28
– Wirkungsspektrum 48
Airbagauslösung 41
Airbagausstattung 124
Airbageinsatz
– Optimierung 31
Airbaggas 124
Airbagsystem 120, 127
Airbagtypen 118
Airbagversagen 53
Airbagweiterentwicklung 42
AIS (s. Abbreviated Injury Scale)
Anprallsituationen 19
Aortenruptur 7, 10, 11, 12, 16, 79
Armaturenbrett 28
Armaturentafel 7, 24
Arrythythmieformen 74
Aufbaufestigkeit 34
Aufprallrichtung 112
Augenverletzung 90, 91, 92, 118, 127

– Altersverteilung 94
– kombinierte 98
– perforierende 90, 93, 98
Automobilhersteller 124, 127

Bagatellunfall 54
Barriereaufprallgeschwindigkeit 8
Bauchverletzung 48
Beckengurtband 8
Beifahrerairbag 86, 125
Belastungsspitze 37
Belastungsspuren 52
Belastungsübertragung 48
Beschleunigungsschlitten 8
Blutung
– intrazerebrale 102
Brille
– Verletzungsmuster 113
Brustaufprall 6
Brustkorb
– Deformation 57, 59
Brustkorbband 58
Brustkorbverletzung 48, 107
Brustwirbelsäule
– Fraktur 13
Bundesanstalt für Straßenwesen 18
Bußgeld 1, 49

Chestband 58
Crashtest 30
Crashversuch 5

dashbord injury 16
Datenbank 51
Deformation
– gurtinduzierte 58
Delta-v 16, 21
Dopplerechokardiographie

- farbkodierte 77
3D-CT-Rekonstruktion 114
Dr. Kurt-Steim-Stifung 1
Dreipunkt(automatik)gurt 4, 5, 13
- Aufrollautomatik 4
- Gurtstraffer 4
- Höhenversteller 4
- Kraftbegrenzer 4
- Schwangere 84
Dreipunktsicherheitsgurt 31
Dreipunktsicherheitssystem 2
Dummyversuch 49, 57

Echokardiographie
- transösophageale 79, 80
Einscheibensicherheitsglas 17, 90
EKG 72, 73
Energy Equivalent Speed 5, 37
Epiduralhämatom 101, 102
Euroairbag 28, 86, 128
Extremitätenverletzungen 127

Fahrerinnen
- kleine 89
Fahrzeugdezeleration 6
Fahrzeuggewicht 20
Fahrzeugklassen 116, 124
Fahrzeugsicherheit 32
Fahrzeugstruktur 35
Fahrzeugüberschlag 13, 20
Fetus 83
Forschung
- traumatomechanische 56
Forschungsprojekte 57
Frontalanprall 20, 45, 46, 57
Frontalaufprall 20, 57
Frontalkollision 6, 21, 23, 35, 39, 40, 41, 44, 48, 49, 59, 86, 112
Frontinsassen 44
Frontscheibe 24
Frontscheibenkontakt 8
Frontüberdeckung 49
Fullsizeairbag 86
Fußfraktur 29
Fußraum 29
Fußraumintrusion 35

Gabelträgerkonzept 35
Gefahr 68
Gefahrenpotential 62, 67
Gesamtverletzungsschwere 11, 28
Geschichte 2
Geschwindigkeit 121
Geschwindigkeitsänderung 16, 27
Gesichtsschädel
- Verletzungsmuster 113
Glasgow Coma Scale 107
Glasverletzung 11
Gurt 13
Gurtakzeptanz 5
Gurtanlegequote 11, 118, 128
Gurtbanddehnung 37
Gurteffizienz 5
Gurtgeometrie 37
Gurtkräfte 36
Gurtlose 30, 35, 36, 53
Gurtmarke 8, 9, 10, 12
- echte 9
- Geometrie 9
- vorgetäuschte 9
Gurtpflicht 90
- Kinder 32
Gurtschloßseite 9
Gurtschutz 13
Gurtstraffer 31, 35, 37
Gurtstrammer 2, 84
Gurtsystem
- Optimierung 30
Gurttragepflicht 33, 50
Gurtversagen 53

Halsverletzungen 39
Halswirbelsäule
- Extensionsfrakturen 103
- Flexionstrauma 103
Hämatoperikard 79
Hannover-Polytraumaschlüssel 107
Head Injury Criterion 54
Heckanstoß 12
Heckaufprall 46
Heckkollision 20, 49
Herzklappenverletzung 78
Herzkontusion 6, 73, 78

Herzruptur 10
Herzverletzung 73
Herzwandaneurysma 79
Herzwandruptur 76, 77
Herzzerreißung 7
HIC (s. Head Injury Criterion)
HIC-Wert 55
Hirnkontusion 102
Hirnschädigung
– axonale 102
Hirnverletzung
– Mechanismen 100
Holzlenkrad 16
Hubschrauber 33
Hüftgelenksverletzung 1
Hüftpfanne
– Impressionsfraktur 11
HWS-Distorsion 12
HWS-Verletzung 25, 103, 122, 127

In-Depth-Erhebungen 18
Injury Severity Score 107
Innenraumausstattung 42
Insassenbelastung 16
Insassenkinematik 48
Insassenposition 111, 116
Insassenrelativbewegung 28
Insassenzelle
– stabile 29
Instrumententafel 42
Intensivpatienten 31
Intersection Control 46
Intrusion 30

Kammerflimmern 76
Katastrophenunfälle 50, 84
Kinder
– Sicherheitssysteme 90
Kinderrückhaltesysteme 33
Knautschzone 26
Kniescheibenfraktur 7
Kollisionsart 6, 19, 46
Kollisionsdynamik 53
Kollisionsgegner 112
Kollisionsgeometrie 53
Kompatibilität 30

Kontaktzone 45
Kopfverletzungen 28, 39, 48, 107, 118, 122, 127
Kopfverletzungsrisiko 54
Koronarangiographie 78
Koronararterienverletzung 77
Koronarthrombose
– traumatische 78
Körperregion 45

Leberruptur 7, 12
LeFort-Fraktur 113
Leistungsstörungen
– intraventrikuläre 74
Lenkrad 24, 28
– umschäumt 16
Lenkradaufschlag 8
Letalität 31
Liquorfistel 101
Lungenkontusion 6

MAIS (s. Gesamtverletzungsschwere)
Mamma 84
Milzruptur 7, 12
Mittelgesichtsfrakturen 108
– Osteosyntheseverfahren 115
Monitoring of Driver Condition 46
Myokardruptur 75

Nackenstütze 105
Neurotrauma 100
– Primärschaden 100
– Sekundärschaden 100, 102

Ösophagusruptur 7
Osteoporose 84

Pedalerie 29
Perikarderguß 75
Perikardpunktion 77
Perikardverletzung 79
Pfannenrandabsprengung
– hintere 12
Plazenta 83
Plazentaablösung 87
Polsterung 29

Präventionskonzepte 48
Procon-Ten 89
Prometheus 46
PS-Klasse 111

Realunfall 8
Rechtsmedizin 48
Reintitan 115
Retinopthia traumatica 96
Rettungskette 1
Rettungswesen 33, 34
Rippenfraktur 6, 16, 49
Risiko 63, 65, 68, 71
Risikoakzeptanz 3, 62
Risikofreiheit 63
Risikoperzeption 66
Rückhaltesysteme
– Effizienz 30
Rücksitzairbag 86

Schädel-Hirn-Trauma 100
Schädelfraktur 101
Schädelfrakturrisiko 55
Schädelverletzungen 35
Schleudertrauma 54
Schrittmacherträger 120
Schultergurtband 8
Schultergurtkraft 36
Schutzfunktion 20
Schutzhelm 33, 48
Schwangere 120
– verunfallt
– – Diagnostik 88
Schwangerschaft 83
Seitanprall 26
Seitenairbag 30, 49, 117
Seitenaufprall 35, 45, 46
Seitenkollision 10, 45, 49, 86, 112
Seitenschutz 30
Seitkollision 20
Selektionsmechanismen 50
Sicherheit
– aktive 3, 45
– passive 1, 31
Sicherheitsgewinn 28
Sicherheitsglas 33

Sicherheitsgurt 1, 29, 33, 48, 72
– Wirksamkeit 20
Sicherheitskosten 66
Sicherheitsmaßnahmen
– zukünftige 29
Sicherheitsstreben 69
Sicherheitssystem 4, 51
Sitzkeile 37
Sitzposition 53, 119, 120
Skalpverletzung 101
softnose 30
Speed keeping 46
Spurenanalyse 52
Sternumfraktur 6
Straßenart 121, 125
Subduralhämatom 101, 102
submarining 37

Tachyarrhythemie 74
Testdummy
– schwangere 84
Thoraxtrauma
– stumpfes 72, 73, 76, 79
– typisches EKG Bild 75
Thoraxverletzungen 35, 40, 118, 122, 127
Thoraxverletzungsschwere 37
Toleranzgrenze
– biomechanische 6
Toleranzwerte
– biomechanische 5
Traumatisierung des Feten 88
Traumatomechanik 56
– ethische Voraussetzungen 57
– rechtliche Voraussetzungen 57
Türstrukturen
– Polsterung 30

Überrollbügel
– automatische 35
Überschlag 35, 46, 49
Überschlagunfall 105
Unfall
– Einzelfallanalyse 31
Unfallablauf
– hypothetischer 53

Unfallanalyse 50
Unfalldatenbank 50
Unfalldynamik 51, 55
Unfallforschung 16, 35
Unfallkonstellation 49
Unfallopfer
– Altersverteilung 109
Unfallort 110
Unfallstatistik 31
Unfalltod 4
Unfallzeitpunkt
– Geschwindigkeit 112
Unterfahrung 13, 46
Unterfahrschutz 33
Unterkieferfrakturen 108
Unterstützung
– gesetzgeberische 128
Untersuchungen
– traumatomechanische 49
US-Airbag 28, 128
Uterus 83
Uterusruptur 83, 88

Verantwortung
– wissenschaftliche 70
Verbundgläser 90
Verbundsicherheitsglasscheibe 18

Verkehrssicherheit 2
Verkehrsunfallforschung 19
Verkehrsunfallopferprofil 110
Verletzungen
– Airbag ausgelöste 127
– gurttypische 52
Verletzungshäufigkeit 43
Verletzungsmechanismen 48
Verletzungsmuster 5, 49, 116, 121
– Änderung 50, 51
Verletzungsreduktion 31
Verletzungsrisiko 43, 53
Verletzungsschwere 5, 21, 24, 25, 27, 38, 116, 125
– maximale 41, 44
Verletzungsursachen 24, 25, 27, 44
Verträglichkeit
– soziale 70
Verwarnungsgeld 33

Wagentyp 119
Wahrscheinlichkeit 63
whiplash-injury 25
Windschutzscheibe 17
Windschutzscheibenverletzung 93, 95
– Tageszeit 94

Springer-Verlag und Umwelt

Als internationaler wissenschaftlicher Verlag sind wir uns unserer besonderen Verpflichtung der Umwelt gegenüber bewußt und beziehen umweltorientierte Grundsätze in Unternehmensentscheidungen mit ein.

Von unseren Geschäftspartnern (Druckereien, Papierfabriken, Verpackungsherstellern usw.) verlangen wir, daß sie sowohl beim Herstellungsprozeß selbst als auch beim Einsatz der zur Verwendung kommenden Materialien ökologische Gesichtspunkte berücksichtigen.

Das für dieses Buch verwendete Papier ist aus chlorfrei bzw. chlorarm hergestelltem Zellstoff gefertigt und im pH-Wert neutral.

Druck: Druckerei Zechner, Speyer
Verarbeitung: Buchbinderei Schäffer, Grünstadt